名医侯江红

详解小儿单病种系列

小儿发热

侯江红　王书玲　主编

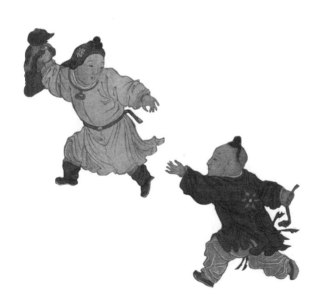

河南科学技术出版社

· 郑州 ·

图书在版编目（CIP）数据

小儿发热 / 侯江红，王书玲主编. —郑州：河南科学技术出版社，2024.3
（名医侯江红详解小儿单病种系列）
ISBN 978-7-5725-1259-9

Ⅰ. ①小…　Ⅱ. ①侯…②王…　Ⅲ. ①小儿疾病–发热–诊疗–图解
Ⅳ. ①R720.597–64

中国国家版本馆CIP数据核字（2024）第002296号

出版发行：河南科学技术出版社
　　　　　地址：郑州市郑东新区祥盛街27号　　　邮编：450016
　　　　　电话：（0371）65788613　65788628
　　　　　网址：www.hnstp.cn
策划编辑：马艳茹　高　杨
责任编辑：高　杨
责任校对：王晓红
整体设计：薛　莲
责任印制：徐海东
印　　刷：河南新华印刷集团有限公司
经　　销：全国新华书店
开　　本：720 mm×1 020 mm　1/16　印张：13.75　字数：206千字
版　　次：2024年3月第1版　　2024年3月第1次印刷
定　　价：49.00元

前言

从事儿科临床工作 40 年，我和我的团队总想为同道们，特别是从事儿科或社区基层的临床工作者做些什么，这些医务工作者所面对的孩子健康问题绝大部分是常见病、多发病，而且家长们的诉求是及时、简便、有效地解决问题。这就要求从事小儿健康工作的人员，学习并掌握较为全面的应知应会知识和技术。为此，小儿单病种系列中西医兼顾的读本成为我们的编写思路，像小儿发热、小儿肺炎、小儿汗证等，我们力争将小儿的某个常见多发病从中西医两个方面谈仔细，把相关知识清晰地编辑好，给大家提供临床实用的小参考。本着务实、可读、可用的考虑，并依据每个病种的不同特点，每个病种所编写特点也有所不同。同时也考虑到了非专业人员的需求，基于旨在提高家长健康素养的愿望，同时我们也有理由认为，孩子的许多疾病都直接或间接地和他们有关，因此，许多读本或内容也为家长们提供了有益的学习资料。《小儿发热》读本的编写，是基于小儿发热太为常见且又多发，又最为复杂。我们知道，小儿的许多疾病都会引起发热，同时，无论是医生还是家长，发热也是临床较为急切的诊治诉求。

在儿科的诊疗工作中几乎每日都会遇到大量发热的患儿，病因众多，几乎涉及人体的各个系统。有些发热的诊断治疗较为容易，但对于一些病因较为复杂的发热，临床诊断和处理仍较麻烦，特别是发热的鉴别诊断更是临床工作者十分棘手的难题。小儿体质特殊，病情变化较快，有些信息稍纵即逝，更是给疾病的诊治带来一些困扰。本书着重在理、法、方、药等方面对小儿发热做了相对全面的介绍。基础篇第一章主要介绍了小儿发热的基本概念、分类、生理病理、体温测量、处理原则、家庭护理等；第二至第六章主要介绍了古代文献诊疗理论、中医的病因病机、诊断、辨证、鉴别、治法等；第七章主要介绍了侯江红学术经验，仅供大家参考。临床篇的五章内容，重点介绍了常见小儿发热疾病的病因病机、临床表现、临床诊断、辨证论治、其他疗法、预防及护理等；方剂索引为儿科临床和本书中提到的常用处方组成及有效剂量参照。该书主要适宜从事儿科临床和保健工作的中医师、中西医结合医师、社区医生、乡村医师，同时也可供家长们学习参阅。

中医学是一个伟大的宝库，在历史不断推进过程中，虽饱经风霜，但其对人类的生存、发展仍然发挥着不可替代的作用。对于小儿发热性疾病，中医先贤们早在几千年前，就有了相对全面的认识，特别是对于现代医学技术不能明确的疾病，运用中医的理论、方法和技术可以起到以简驭繁的效果。因此，特推出《小儿发热》读本，书中吸纳了前贤们对小儿发热的理、法、方、药等经验结晶及我们的临证经验，书中观点难免偏颇，望前辈及同道们不吝斧正。

目录

基础篇·············· 1

第一章　现代医学对小儿发热的概述················ 2

　　第一节　发热的概述········· 2

　　第二节　发热的类型········· 8

　　第三节　发热对机体的影响········ 9

　　第四节　发热患儿体格检查······ 10

　　第五节　发热患儿的评估········ 11

　　第六节　小儿发热的处理原则······ 15

　　第七节　小儿发热的家庭护理······ 16

第二章　中医对小儿发热的概述········· 20

　　第一节　发热的命名········ 20

　　第二节　小儿发热的病理特点······ 23

　　第三节　小儿发热的病因······ 24

　　第四节　小儿发热的病机······ 27

第三章　小儿发热的四诊········· 30

　　第一节　望诊········ 30

　　第二节　闻诊········ 33

第三节 问诊 ……………………………… 34

第四节 切诊 ……………………………… 35

第四章 小儿发热的辨证 ……………………… 37

第一节 小儿发热的辨证论治 …………………… 37

第二节 卫气营血辨证 …………………… 41

第三节 三焦辨证 …………………… 42

第四节 脏腑辨证 …………………… 43

第五章 小儿发热的鉴别 ……………………… 45

第六章 小儿发热的治法 ……………………… 48

第一节 小儿发热的治法与治疗原则 ……… 48

第二节 给药方法和剂量 …………………… 50

第三节 内治法 …………………… 51

第四节 外治法 …………………… 54

第七章 侯江红学术经验举要 ……………… 58

临床篇 ………………………………… **61**

第一章 小儿发热的中医辨证论治 ………………… 62

第一节 外感发热 …………………… 62

第二节 内伤发热 …………………… 67

第二章 新生儿发热性疾病 ……………… 71

第一节 胆红素脑病（痉挛期） ……………… 71

第二节 新生儿感染性肺炎 …………… 74

第三节　新生儿败血症……………………………78

第四节　新生儿细菌性脑膜炎………………84

第三章　小儿发热的神经系统疾病…………… 86

第一节　热性惊厥………………………86

第二节　流行性乙型脑炎………………93

第三节　化脓性脑膜炎…………………102

第四节　病毒性脑炎……………………109

第四章　发热出疹性疾病…………………………… 116

第一节　麻疹……………………………116

第二节　风疹……………………………124

第三节　水痘……………………………128

第四节　幼儿急疹………………………134

第五节　猩红热…………………………137

第六节　手足口病………………………144

第七节　传染性单核细胞增多症………152

第八节　川崎病…………………………159

第五章　常见小儿发热性疾病………………… 166

第一节　感冒……………………………166

第二节　乳蛾……………………………174

第三节　小儿肺炎………………………180

第四节　痄腮……………………………187

第五节　儿童鼻窦炎……………………190

第六节　夏季热·······························195

方剂索引·······························**200**

参考文献·······························**211**

基础篇

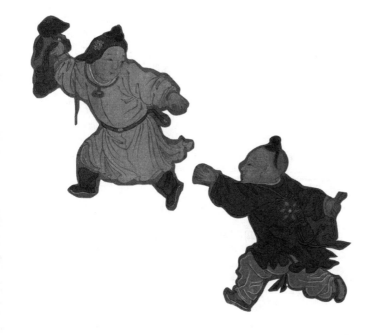

第一章
现代医学对小儿发热的概述

第一节　发热的概述

发热是小儿疾病中最为常见的症状。因为小儿的免疫系统发育不成熟，小儿虽可以从母体获得免疫球蛋白（IgG），但出生 6 个月后免疫球蛋白浓度逐渐下降，而自身合成 IgG 的能力一般要到 6~7 岁才能达到成人水平。因此在 6 月龄至 6 岁这一时期小儿免疫力低下，易发生各种感染性疾病，而感染性疾病是引起发热的最常见原因。有调查表明：我国小儿平均每年经历 3.7 次发热，在发热的疾病谱中，呼吸道感染占全部引起发热原因的 80% 以上。它是小儿发热的主要原因，其中婴儿组、幼儿组及学龄前组患儿以下呼吸道感染为主，学龄组患儿以上呼吸道感染为主。

一、发热的定义

1. 发热　体温升高超出一天中正常体温波动的上限。临床工作中，通常采用肛温 ≥ 37.8℃，或腋温 ≥ 37.1℃者诊断为发热。

2. 特殊类型的发热　①急性发热：发热时间 < 14 d；②长期发热：发热时间 ≥ 14 d；③病因不明发热：经详尽的病史询问和体格检查后，急性发热的病因暂时不明确。

二、发热的机制

（一）人体正常的体温调节

人体正常体温的相对恒定是由于机体通过呼吸、循环、泌尿、内分泌等系统及皮肤参与，其产热和散热保持动态平衡，可以使体温较为恒定。

产热器官和散热器官属体温调节的效应部分，它们接受体温调节中枢的调节。人体的体温调节中枢位于丘脑下部，它通过调节血流量、皮肤出汗和收缩骨骼肌等方式保持恒定的体温。

体温调节中枢对流经丘脑下部的血液温度的波动十分敏感。当温度升高时，主要引起散热反应，即引起表皮血管舒张和出汗。而当温度下降时，则引起表皮血管收缩；温度下降剧烈时，可引起寒战。这些自动调节反应是维持内环境温度恒定的主要方面。

（二）发热时的体温调节

任何发热时的体温升高，都是由于产热大于散热。产热大于散热有下列三种基本情况：

1.产热增多　散热正常，但因产热增多而致体温上升。如甲状腺功能亢进者，由于甲状腺素分泌增多，提高了代谢率，可使体温升高 0.5~1.0 ℃。

2.散热减少　产热可无明显变化，但因散热受阻，也可导致产热大于散热而发热。如鱼鳞病或汗腺先天缺陷。

3.产热增多和散热减少　多数发热，尤其是传染病或炎性疾病时的体温升高，往往是产热增多和散热减少同时引起的。这一类型的发热，是由致热原的作用所引起的。

三、发热的基本物质——内生性致热原

对于引起发热的基本物质，经过人们长期的寻找，直至 1948 年这种物质才被发现。原来中性粒细胞、嗜酸粒细胞和单核细胞在受激活后，都能产生和

释放一种蛋白质分子,这种物质称为"内生性致热原"。把微量内生性致热原给动物行静脉内注射,就能引起明显发热。因此,发热的大多数起因是内生性致热原(白细胞介素1、白细胞介素6和肿瘤坏死因子)的形成。内生性致热原可以直接作用于下丘脑体温调节中枢而影响产热和散热。

四、发热机制的基本环节

各种致病因子侵入体内,在体内形成某种或多种激活物,使产致热原细胞受激活而产生和释放内生性致热原。内生性致热原随血流到达丘脑下部,使体温调节中枢体温调定点提高,一方面可使皮肤血管收缩而减少散热,另一方面可引起骨骼肌收缩使产热增多。由于散热减少和产热增多,体温就不断上升直达新的调温起点,才重新把体温维持在相应高度。如图1所示。

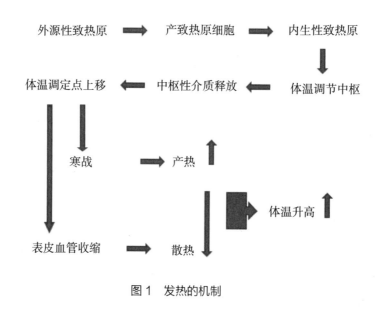

图1 发热的机制

五、发热的经过

(一)体温上升期

体温上升期临床表现为疲乏无力、肌肉酸痛、畏寒等。体温上升速度有快有慢，快者约几小时或一昼夜就达高峰，慢者则需几日才达高峰。临床表现为皮肤苍白、干燥，无汗，畏寒或寒战。畏寒或发冷是皮肤温度下降通过温觉感受器传到中枢的结果，这也是引起寒战的一个原因。常常当患者感到恶寒时，中心温度已经上升了。

寒战在诊断上有一定参考意义。反复寒战超过 1 d，可能是疟疾或菌血症；在传染病的发病过程中，发生寒战一般认为是传染源入侵血流的信号。

（二）高热期

当体温值达到高峰后，就转入高热期，此期皮肤血管由收缩转为舒张，产热与散热建立新的相对平衡。因此，体温被维持在较高的新水平上。临床表现为皮肤发红、干燥，自觉酷热。高热期持续时间长短不一，有的疾病维持几小时（如疟疾），有的疾病持续数日（如大叶性肺炎），有的持续更久。

（三）退热期

此期因致热原的作用消失，体温调节中枢的体温调节点降到正常水平。于是，机体加强了散热反应，上升的体温就降到正常水平。临床表现为出汗、皮肤潮湿。出汗是一种速效的散热反应，但大量出汗可造成脱水，要注意水和电解质的补充，以免发生虚脱。

六、影响体温的因素

1. **生物钟** 体温有一定的昼夜节律，一天当中，最高值在下午 6 时左右，最低值在早上 6 时左右。个别 6 个月以下的婴儿最高体温 > 38.3 ℃，3~24 个月的婴儿最高体温 > 38.2 ℃。

2. **季节** 人体夏季体温略高于春、秋、冬三季，如夏季的腋温为 36.9~37 ℃，春、秋、冬三季腋温为 36.6~36.7 ℃。

3. **人为** 活动、哭闹、进食后、衣被过厚、室温过高等皆可使体温暂时升高达 37.5 ℃左右；反之，若饥饿、热量不足或保温条件差，则体温可降为 35 ℃以下。

4. 不同部位体温测量的时间　若过久测量体温或过短测量体温，均可影响被测量者的准确体温。

七、体温的测量

（一）体温的测试部位及正常值

正常的体温是人体进行新陈代谢和生命活动的必要条件。人体的温度分为深部温度和体表层温度，机体的深部温度通过血液循环的热量传递可保持相对稳定，身体各部位之间的温度差异很小，其中肝、脑温度最高，肾、胰腺及十二指肠温度略低，直肠温度更低；表层温度由于受环境温度及衣着等的影响则不稳定，各部位之间的差异也较大。

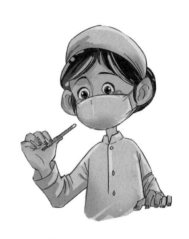

一般所说的体温是指身体深部的平均温度。但由于深部温度特别是血液温度不易测量，所以临床上通常用直肠、口腔和腋窝等部位的温度代表体温。测直肠温度时，如果将温度计插入直肠 6cm 以上，所测得的值就接近深部温度，其正常值为 36.9~37.7℃。口腔（舌下）是临床上常用的测量体温的部位，口腔温度的正常值为 36.7~37.7℃，这个部位所测得的温度值准确，且测量方便。但对于哭闹及烦躁的孩子，则不适合测口腔温度。目前我国大部分地区采用腋窝作为测温部位，但因腋窝是体表的一部分，其温度较低，只有让孩子将上臂紧贴胸廓，使腋窝紧闭形成人工体腔，才能反映人体内部温度。所以，测量腋窝温度的时间至少需要 5 min，而且在测温时还应保持腋窝处干燥，其正常值为 36.0~37.0℃。

（二）常用的几种体温计

1. 玻璃体温计　是最常见的体温计，其具有示值准确、稳定性高的特点，还有价格低廉、不用外接电源的优点，深受人们特别是医务工作者的信赖。但玻璃体温计的缺点也很明显，如易破碎，有水银污染的可能；测量时间长，对危急症患者、老人、婴儿等使用不方便等。

2. 电子式体温计　电子式体温计有读数方便、测量时间短、测量精度高、能记忆且有蜂鸣提示的优点，特别是不含水银，对人体及周围环境无害。因此，电子式体温计很适合家庭、医院等场合使用。

3. 耳温体温计　耳温体温计是通过测量耳朵鼓膜的辐射值，非接触地实现对人体温度的测量。只需将探头对准内耳道，按下测量钮，仅有几秒就可得到测量数据，非常适合急重症患者、老人、婴幼儿等使用。但对于中耳炎患者及月龄小于 10 个月的小儿不适合用耳温体温计。

4. 额温体温计　该体温计是在前额处采集体温，方便且简单、快捷，一般的测量时间仅几秒，而且相当准确。但额温体温计易受环境温度影响，如果在室温超出 25 ℃及室温低于 20 ℃时，包括出汗、吹风、开空调等都会对额部采集温度产生一定的影响，因此不适合家庭使用。

（三）玻璃体温计的体温测量方法

1. 口腔测温法　对口腔表面进行消毒、擦干，将玻璃体温计的水银头端放于患儿舌下，让患儿紧闭口唇，切勿用牙咬，也不要说话，以防体温计被咬碎或脱落。3 min 后取出，在光亮处把体温计横持，并缓慢转动，观察水银柱所在刻度。

2. 腋下测量法　将玻璃体温计的水银柱甩到 35 ℃以下再进行测量。先擦干患儿腋下，将玻璃体温计轻轻放入患儿腋下，使水银头端位于患儿腋窝顶部，让患儿夹紧腋窝。5~10 min 后取出读数。

3. 直肠测温法　让患儿屈膝侧卧或俯卧，露出臀部，把涂凡士林或肥皂液的玻璃体温计的水银端轻轻插入肛门内 3~4 cm，3 min 后取出，用软纸擦净玻璃体温计后读数。

（四）测量体温时的注意事项

（1）在甩玻璃体温计时要用腕部的力量，不能触及他物，以防撞碎。

（2）切忌把玻璃体温计放在热水中清洗或放在沸水中煮，以防破裂。

（3）刚进食或热敷面颊后，应等待 30 min 后再测口温。

（4）坐浴或灌肠后需等待 30 min 后测直肠温度。

（5）为婴幼儿或危重患者测体温时，应守护在患者身旁。

（6）若患者不慎嚼碎体温计时，应立即清除患者口腔内的玻璃屑，以防损伤口腔；然后口服蛋清或牛奶，延缓水银的吸收，如果病情允许可服用膳食纤维丰富的食物，以促进水银的排出。

第二节　发热的类型

临床上各种疾病的发热，可表现为不同特点的体温曲线。各种体温曲线的形态称为热型。热型的变化，对于判断病情变化、治疗效果和预后有一定参考价值。

一、发热的持续状态

1. 弛张热　又称败血症热型。体温常在 39 ℃以上，波动幅度大，24 h 内波动范围超过 2 ℃，但都在正常水平以上。如化脓性炎症、渗出性胸膜炎等。

2. 间歇热　体温骤升达高峰后持续数小时，又迅速降至正常水平，无热期（间歇期）可持续一至数日，如此高热期与无热期反复交替出现。如疟疾。

3. 稽留热　是指体温恒定地维持在 39 ℃以上的高水平，达数日或数周，24 h 内体温波动范围不超过 1 ℃。如大叶性肺炎、斑疹伤寒等。

4. 波浪热　体温逐渐上升达 39 ℃或以上，数日后又逐渐下降至正常水平，持续数日后又逐渐升高，如此反复多次。

5. 双峰热　体温在 24 h 内有两次波动，形成双峰。如严重结核、败血症等。

在大多数感染或炎症过程中，热型的特征并无重要诊断意义，但疟疾、霍奇金病、布鲁菌病和周期性中性粒细胞减少症的热型常有诊断价值。

二、温度值高低

通常按腋下温度值高低可分为：低热（体温＜ 38 ℃）、中热（体温 38~39 ℃）、高热（体温 39~41 ℃）、超高热（体温＞ 41 ℃）。

三、病因

1. 感染性发热　包括细菌、病毒及立克次体、支原体、衣原体、螺旋体、原虫、蠕虫感染等各种病原感染。根据感染的部位不同分为全身感染和全身某一系统或某一器官感染。全身感染见于败血症、血行播散性结核、传染性单核细胞增多症等；全身某一系统或某一器官感染如急、慢性上、下呼吸道感染，泌尿系统感染，胆管感染，中枢神经系统感染，循环系统感染，寄生虫感染等。

2. 非感染性发热

（1）结缔组织病：风湿热、儿童类风湿病、系统性红斑狼疮、结节性多动脉炎、结节性脂膜炎等。

（2）血液病与肿瘤病：白血病、组织细胞增生症、霍奇金病。

（3）免疫缺陷：先天性低丙种球蛋白血症、慢性肉芽肿性疾病、胸腺发育障碍、获得性免疫缺陷等。

（4）过敏性疾病：药物过敏、食物过敏等。

（5）产热散热平衡失调：癫痫持续状态、先天性外胚叶发育不良症、甲状腺功能亢进等。

（6）体温调节中枢失衡：颅脑损伤、脑炎、脑膜炎、脑发育不良等。

第三节　发热对机体的影响

一、发热对人体的正面影响

发热是机体炎症反应中的组成部分，在抗感染方面起一定作用。体温

38~40 ℃时，白细胞吞噬功能最强，并杀灭大部分细菌。发热时，中性粒细胞制造更多的过氧化离子，更具活性的干扰素，且发热时细菌和病毒的复制直接受到抑制。

二、发热对人体的不良影响

1. 代谢率增加　人体体温每升高 1 ℃，基础代谢率提高 13%，糖、脂肪和蛋白质分解代谢加强，水和电解质丢失加快，使身体消瘦、体重下降。

2. 加重呼吸道负担　体温升高，热血刺激呼吸中枢，代谢增强，CO_2 生成增多，呼吸中枢对 CO_2 的敏感性增高，呼吸加快加强，增加呼吸系统负担。

3. 对心血管和呼吸系统需求增加　体温每升高 1 ℃，热血刺激窦房结，同时代谢增强，可使心率增加 18 次 /min，从而增加心脏负担，易诱发心力衰竭。

4. 影响消化道功能　发热使消化液分泌减少，消化酶活性降低，出现食欲减退、腹胀、便秘等。

5. 高热易致抽搐　小儿高热易引起抽搐，这与小儿中枢神经系统尚未发育成熟有关。

第四节　发热患儿体格检查

发热患儿要进行以下方面的体格检查：

1. 呼吸方式　正常小儿呼吸平稳，若有呼吸节律不整、间歇、暂停等现象提示病重。

2. 皮肤颜色　正常微循环灌注致甲床、黏膜、手掌和足底是粉红色且温暖。如果低氧或灌注不足，皮肤可变凉、苍白、网纹甚至灰色；当心搏出量下降时皮肤从外周末梢开始变凉，延伸至近心端。

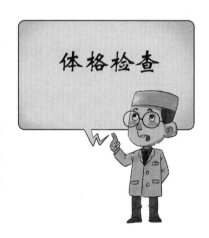

3. 体态

（1）安静状态下：注意患儿的自主体位，正常为完全安静地躺在检查床上，言语上有反应。试着变换体位时患儿有退缩表现，可能表明急腹症；取坐直前倾位表明哮喘加重。

（2）哭闹状态下：注意患儿哭的程度和强度，狂暴的使劲的大哭，可以放心；虚弱的哭，表明严重疾病；高调尖叫，表明颅内压增高。

4. 心率　新生儿 120~140 次 /min，1 岁 以 内 110~130 次 /min，2~3 岁 100~120 次 /min，4~7 岁 80~100 次 /min，8~14 岁 70~90 次 /min。心率过快、过慢均需查明原因。

5. 呼吸频率　新生儿 40~44 次 /min，约 1 岁 30 次 /min，约 3 岁 24 次 /min，3~7 岁 22 次 /min，约 14 岁 20 次 /min，约 18 岁 16~18 次 /min。

6. 毛细血管再充盈　抬高患儿肢体于心脏水平之上以评估小动脉毛细血管再充盈，轻压使甲床变白，去掉压力，观察甲床颜色恢复时间，正常情况下 3 s 内可恢复。

7. 意识状态　观察发热患儿神态包括清醒状态下对声音是否有反应，或者只对疼痛有反应，或者无反应。脑灌注降低的征象主要有意识模糊、易激惹、萎靡不振、兴奋。

第五节　发热患儿的评估

临床需要通过早期评估，通过发热识别出危险患儿，以便及时治疗，降低疾病危害，并减少过度的医疗行为。

一、耶鲁观察评分

耶鲁观察评分（表 1）是耶鲁大学医学院儿科专家在 1980 年制定的，适用于 3~36 个月婴幼儿。由于婴幼儿不善于语言表达，儿科医生在接诊婴幼儿患者时，会首先对患儿的一般情况进行仔细的观察，然后才进行病史采集、体格检查。耶鲁观察评分正是针对这样的特点，设计了一个症状观察量表，对能够预测严重疾病的关键症状表现进行评估和记录，方便医生迅速区分"正常""中危"和"高危"的患儿。

表1　耶鲁观察评分

指标	正常（1分）	中危（3分）	高危（5分）
哭声	正常哭声或不哭	抽泣或哭泣	虚弱、呻吟或尖声哭泣
刺激反应	短暂哭泣或不哭	哭声时断时续	持续哭泣无反应
状态	清醒，或刺激后立即清醒	持续刺激后睁眼，或清醒状态下不时闭眼	对外界刺激无反应，持续昏睡
皮肤颜色	肤色正常	苍白或肢端发绀	苍白或发绀、皮肤灰白或有瘀斑
脱水症状	皮肤、黏膜和眼睛湿润	皮肤和眼睛正常，嘴唇稍干	皮肤干燥，黏膜干燥，眼睛凹陷
反应（说、笑）	保持微笑或警觉	短暂的微笑或警觉	不笑，淡漠，躁动，无社交反应

注：耶鲁观察评分是对患儿临床表现的观察评分，单靠耶鲁观察评分，无法准确评估发热患儿患严重疾病的可能性。但若结合病史和体格检查，则能使危重患儿的检出率增加。当耶鲁观察评分评分为10分、约15分和＞15分时，严重疾病发生率分别为2.7%、26%和92.3%。

二、NICE 交通灯系统

针对儿童发热疾病的临床指南，英国国家卫生和临床技术优化研究所（简称 NICE）推出了 NICE 交通灯系统，适用于5岁及5岁以下儿童，协助儿科医生对发热患儿的临床表现进行预警分级。交通灯系统借鉴了耶鲁观察评分的部分内容，并在大量证据的支持下，加入了更多对症状和体征的评价条目，形成了更为完备的风险分层体系。2013年，重新修订了 NICE 交通灯系统（表2）。

表2　NICE 交通灯系统（2013版）

	绿色 – 低危	黄色 – 警报	红色 – 高危
肤色（皮肤，嘴唇或舌头）	正常	苍白（看护者主诉）	苍白→花白→灰白→发绀
反应行为	社交反应正常、神情自然或微笑、清醒或刺激后立刻清醒、正常哭声或不哭	无正常社交反应、不笑、长时间刺激方能清醒、活动减少	无社交反应、病容、不能保持清醒、虚弱尖声持续哭叫
呼吸		鼻翼翕动 气促：6~12个月，呼吸频率 > 50 次 /min；>12 个月，呼吸频率 >40 次 /min 氧饱和度 <95% 闻及湿啰音	呻吟 气促：呼吸频率 > 60 次 /min 中度或重度吸气性凹陷
循环或脱水	皮肤和眼睛正常，黏膜湿润	心动过速： <1 岁，心率 > 160 次 /min 1~2 岁，心率 > 150 次 /min 2~5 岁，心率 > 140 次 /min CRT>3 s、黏膜干燥、喂养困难、尿量减少、新生包块 > 2 cm	皮肤弹性减弱
其他	没有任何黄色或红色的临床表现	3~6 个月，体温 ≥ 39 ℃ 发热 ≥ 5 d，寒战，肢体或关节肿胀 肢体无法负重、无法使用	<3 个月，体温 ≥ 38 ℃ 皮疹压之不褪、囟门饱满、颈强直、癫痫持续状态、局灶性神经系统体征、局灶性癫痫、胆汁样呕吐

1. 对3个月以上婴儿的评估建议

（1）所有3个月以上婴儿均应测量并记录体温、心率和呼吸频率；进行全血检查、血培养、C 反应蛋白、尿液检查等实验室检查；有呼吸道症状需拍胸片；有腹泻症状需做粪便菌培养。

（2）对有以下情况的发热患儿行腰椎穿刺（有禁忌证除外）：1 个月以下的婴儿；所有出现病容的 1~3 个月婴儿；1~3 个月婴儿的 WBC < 5 × 10^9/L 或

$> 15 \times 10^9/L$；最好是在给予抗生素之前，及时行腰椎穿刺。

2. 对3个月以下婴幼儿的评估建议

NICE 交通灯系统对3个月以下婴幼儿的评估建议见表3。

表3　NICE 交通灯系统对3个月以下婴幼儿的评估建议

≥1种"红色"症状	≥1种"黄色"症状	"绿色"症状
全血检查 血培养 C反应蛋白 尿液检查	尿液检查 血液检查：全血检查、C反应蛋白、血培养 腰椎穿刺：如果婴儿＜1岁 胸片：体温、WBC ≥ $20 \times 10^9/L$	尿液检查 对肺炎症状和体征进行评估 不要对该组婴幼儿常规行血液检查和胸片检查
根据临床判断行以下检查： 腰椎穿刺（如无禁忌证） 胸片（不考虑体温和WBC） 血清电解质和血气分析		

研究结果显示：NICE 交通灯系统用于发热儿童的风险评估，任何"黄色"症状和"红色"症状的灵敏度很好，但特异度很差，阳性似然比接近1。仅用"红色"症状来判断发热患儿是否患有严重疾病，灵敏度和特异度都较好。

三、Rochester 评估法

对于3个月以下的婴儿，其所表现出的症状往往是不典型的。在临床上，医生很难将轻微的、自限性的疾病和严重疾病区分开来。经典的处理流程是进行一次针对败血症的全面评估，包括腰椎穿刺，并住院时间至少48 h，在静脉滴注抗生素的情况下等待细菌培养结果。这种方法最大限度地减少了感染性并发症的风险，但会导致不必要的住院治疗和潜在的医源性伤害。Rochester 评估法结合了临床表现、既往病史、体格检查以及实验室检查结果，专门用于0~60 d 婴儿的风险分层。

低危婴儿的评判标准有以下内容：①看起来没有病容。②既往健康：包括足月（≥ 37 孕周），从未接受过抗生素治疗，围生期没有任何慢性或潜在疾病，住院时长没有超过母亲。③没有任何局部感染（皮肤、软组织、骨骼、关节或耳朵）。④血常规：白细胞（5.0~15.0）×10⁹/L；尿常规：白细胞 ≤ 10/hpf；粪常规：白细胞 ≤ 5/hpf 涂片。

针对以上情形，处理策略有：①低危者可在门诊处理，随访观察。②高危者需住院，给予经验性抗生素。

第六节　小儿发热的处理原则

一、小儿发热的处理原则

小儿发热在以下情况时需进行处理：①休克患儿；②有神经系统或心肺系统疾病的患儿；③高热；④任何可能导致发热疾病的情形。

二、小儿发热物理降温建议

5 岁及 5 岁以下小儿急性发热时，推荐选用温热水擦身和（或）减少衣物等物理降温方法，不推荐用冰水灌肠退热，除非临床出现超高热。物理降温退热效果不及退热剂，可作为辅助退热方法。物理降温与退热剂联合应用时，体温下降速度快于单用退热剂。

三、小儿退热药物的选择及使用剂量

1. 退热药物的选择　5 岁及 5 岁以下小儿急性发热时，推荐使用对乙酰氨基酚和布洛芬，不推荐安乃近和阿司匹林作为退热药物应用于儿童；尼美舒利作为儿童退热剂的使用还有待积累更多的证据。

2. 退热药物的使用剂量　5 岁及 5 岁以下小儿发热时,药物使用剂量需慎重。

（1）常规剂量：对乙酰氨基酚 10~15 mg/kg。口服，间隔时间 ≥ 4 h，每日最多 4 次。布洛芬 5~10 mg/kg。口服，每 6 h 1 次，每日最多 4 次。

（2）最大治疗剂量：对乙酰氨基酚每次口服用药 < 600 mg；最大剂量为 2.4 g/ d，用药不超过 3 d。布洛芬每次口服 < 400 mg。

（3）超剂量：< 6 岁儿童对乙酰氨基酚单次剂量超过 200 mg/kg；或 150 mg /（kg·d），服用超过 2 d；100 mg /（kg·d），服用超过 3 d 为超剂量使用。

第七节 小儿发热的家庭护理

孩子发热，家长都很担心，但急性发热中绝大多数病因是病毒感染，发热时间为 3~5 d，在家观察或用退热药治疗即可痊愈。发热的患儿不论是否去医院均需要父母细心照顾，父母合理的调护不但可以缓解患儿的烦躁情绪，还可以减少并发症、缩短患儿的病程。对于偶然发热的小儿，若发热轻微则不需用药，注意寒温调护可使之微微出汗即可痊愈。

一、准确测温

正确的体温测量是确定小儿是否发热的关键，因此，体温的测量是建立在核心体温的准确测量基础上。一般认为，经直肠测量最精确，可作为权威标准。经口腔测量精确，但不实用；经耳测量快速，但测 3 岁以下小儿不准确；经体表或腋下测量，也不够准确，易受环境影响。小儿发热时一般每间隔 4 h 就测量 1 次体温，高温时则需要每 1~2 h 测量 1 次。

二、穿衣调护

我国传统的观念认为，小儿发热是因为"受凉"，需要多穿衣服，并裹得严严实实捂出汗来，其实这是不对的。小儿发热时应保持室内通风，降低室内温度，根据小儿发热的不同程度相应地穿衣服，可减轻患儿症状。

1.体温上升期　患儿体温迅速上升或缓慢上升，有时伴有寒战、手脚发凉，此时需要保暖、喝热水。

2.体温高峰期　指达到高热后维持一定时期，该期患儿有面红、肤热等表现。应减少衣服帮助散热。

3.退热期　发热后，患儿体质较虚弱，出汗较多。因此，患儿应比患病前稍多穿一些衣服，并且应穿干爽、柔软的衣服。

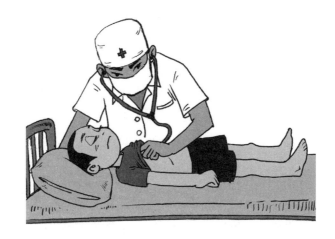

注意事项：小儿发热时千万不要捂汗，因为捂汗会使孩子非常难受，对婴儿捂汗，还可能会发生危及生命的捂热综合征。

三、饮食调护

对于小儿发热，饮食上也有禁忌。发热小儿的饮食以清淡、易消化为主，少吃肉食，少量多餐。稍大孩子发热时的饮食以流质、半流质为主。常食用的流质食品有牛奶、米汤、绿豆汤、少油的荤汤及各种鲜果汁等。患儿发热伴有腹泻、呕吐，但症状较轻的，可以让其少量、多次服用自制的糖盐水（在500 mL水或米汤中加适量糖及少量食盐，混匀后多次频服）。症状较重者，应暂时禁食，以减轻胃肠道负担，但需要在专业医生的指导下，以防发生脱水。

四、物理降温

物理降温是行之有效的降温方法。原则上，当小儿的腋温低于38.5 ℃时，尽量采取物理降温即可；如果腋温在38.5 ℃以上时，需要物理降温加服药物降温。常用的物理降温方法有如下几种：

1. **冷敷法** 将小毛巾或者干净的布叠2~3层，放在冷水或冰水中浸湿，拧至半干（以不滴水为准），敷在患儿前额。最好用2个小毛巾交替使用，连续冷敷 15~20 min。如果在腋下、腹股沟处同时冷敷，降温效果会更好。

注意事项：在冷敷过程中，要注意观察患儿的皮肤及全身状态，如果出现皮肤发花、寒战等情况，要立即停用。

2. 温水拭浴　先用冷敷法冷敷患儿的额头，这样既可以协助降温，又可以避免由于体表血管收缩，血液集中到头部，引起头部血管的充血。准备32~34 ℃的温水，并准备 2 条毛巾，一条用于擦拭，另一条保持干燥。将患儿衣物解开，用被服遮盖后，擦拭暴露部位。先用浸湿的毛巾擦拭上半身，即从脖子擦至手背，从腋下擦至手心，拭浴后要用干毛巾擦干。然后患儿俯卧，用同样的方法从后颈下擦至背部，最后擦下肢。要从髋部经大腿外侧擦至脚背，再从大腿内侧擦至足踝，最后从大腿后侧经腘窝擦至足跟。每侧肢体及后背各擦 3 min 左右。像腋下、肘部、大腿根及腘窝等大血管集中的部位，可多擦一会儿，这样可以提高降温效果。

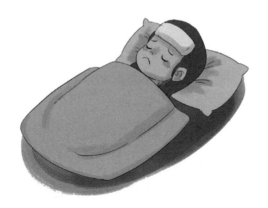

注意事项：①擦拭力度要均匀，同时避免过多、过久暴露患儿肢体，以免受凉。②前胸、腹部、后颈部等对冷刺激较敏感，不宜擦拭，以免引起心率减慢、腹泻等不良反应。若患儿出现寒战、面色苍白等异常情况，要立即停止擦浴。③在进行温水擦拭后，要注意给患儿穿好衣服，但不要过多过厚，以免影响散热。拭浴后 30 min 给患儿测量体温，体温降至 39 ℃以下，要取下头部冷毛巾。

3.温水洗澡　洗澡可以协助发热的患儿散热。如果患儿精神状态比较好，就可以为其洗温水澡。水温以 37 ℃为宜，注意水温不要过高，以免引起全身的血管扩张，增加耗氧量，加重病情。

注意事项：麻疹等出疹性疾病时，不宜采取物理降温，以免刺激皮肤，影响皮疹的透发。

第二章
中医对小儿发热的概述

第一节　发热的命名

中医对"小儿发热"的论述首见于《素问》："乳子而病热，脉悬小者……手足温则生，寒则死。"小儿发热之病名首见于两汉时期，到隋唐，诸医家对于小儿发热并未有单独篇章论述，而是作为辨证症状之一，或归于小儿杂症来论述，并根据热势之高低分为温壮和壮热两种。至宋金元时期，儿科专著大批出现，众医家开始设立"热证""诸身热论"等专篇论述小儿发热，越来越多的发热病名被提出，如"潮热""烦热""积热"等。

一、潮热

潮热，指发热起伏有定时，犹如潮汛起落的疾病。历代医家对于潮热的认识，均认为潮热的主要特征为发热有定时。如宋代钱乙的《小儿药证直诀》曰："潮热者，时间发热，过时即退，来日依时而发。"明代王肯堂的《证治准绳》曰"热有作止，每日应时而发，谓之潮热，如潮信之不失其期也"，明确指出"潮热"之名。

关于小儿潮热的发生机制，明代医家王纶认为，潮热多由饮食积滞，食积郁热而发；如果潮热不退，应考虑出痘可能。

二、壮热

壮热，指感觉燥热难受，体温明显升高，身热灼手，或伴有烦渴恶热的疾病。壮热，热势壮盛，属于高热的范畴。《诸病源候论》曰："小儿壮热者，是小儿血气盛，五脏生热，熏发于外，故令身体壮热。"该书认为小儿五脏内生之热，熏发于外，而致热由内向外而发。明代王肯堂在《证治准绳·幼科·心脏部·发热》中言："壮热者，一向不止，由血气壅实，五脏生热，蒸熨于内则眠卧不安，精神恍惚，熏发于外则表里俱热，烦躁喘粗，甚则发惊痫也。"他认为小儿壮热不止，可变为惊风、癫痫之证。

三、温壮

温壮，指由于胃气不和，气行壅涩，内积伏热，身体轻微发热的疾病。该症首见于巢元方的《诸病源候论》，曰："小儿温壮者，由腑脏不调，内有伏热，或挟宿寒，皆搏于胃气。足阳明为胃之经，主身之肌肉，其胃不和调，则气行壅涩，故蕴积体热，名为温壮。"又言："腑脏不调，冷热之气俱乘肠胃，蕴积染渐而发，温温然热不甚盛，是温壮也。"温壮和壮热相比，其热势高低不同，病机也不同，壮热较温壮更甚，易发惊发痫。

四、烦热

烦热，指心烦发热，或烦躁而有发热的感觉。历代医家多认为脏腑壅实是导致心烦发热的主要原因。元代曾世荣的《活幼口议》言："议烦热，即啼之不已。议躁热，即哭之不已，皆由三焦不顺，心中积热，虚烦躁闷。"他认为烦热由三焦不顺，心中积热所致。而明代董宿认为烦热由脏腑实热导致，其在《奇效良方》中言："小儿烦热者，由脏腑实热，血气盛，表里俱热，则苦烦躁不安，皮肤壮热也。"明代万全的《育婴家秘》曰："烦热者，心烦不安多啼，此心热也，钱氏安神丸主之，恐发惊搐。"他认为烦热为心热，易发惊风。

五、积热

积热，指小儿全身发热，面赤时久不退，口干口渴，大小便涩。因小儿恣食肥甘厚味、过度温补等而引起的发热。积热之名首见于宋代《小儿卫生总微论方》："小儿身热，面赤时久不退，睡觉颠叫，气急发渴，胸高涎壅，此为积热。"宋代陈言认为积热为小儿内外皆热之证。元代曾世荣曾提到积热可见"肚热"这一症状。清代陈飞霞在《幼幼集成》中总括积热的病因皆为"人事所致"，其在《幼幼集成·发热证治》曰："积热者，面赤口疮，大小便黄赤。此表里俱实。或因内伤酒面，煎炒炙煿，或误投峻补之药；或外因厚棉炉火，温暖过度，皆能生热。此人事所致。"认为积热由于饮食不当，或误投峻补之药，或温暖过度等人为所致。

六、骨蒸热

骨蒸热，指小儿身热消瘦，夜间潮热，并伴有心烦、盗汗等症状。历代医家认为骨蒸热主要因为小儿乳食失宜、积滞不化、蕴积生热，或久病大病之后，余毒未清、阴液消耗、阴不制阳、虚火亢盛，而为骨蒸。

七、寒热往来

寒热往来，指小儿发热与恶寒交替发作，日发一次或数次。明代薛铠的《保婴撮要》曰："少阳胆者，肝之府，界乎太阳阳明之间，半表半里之分，阴阳之气，易于相乘，故寒热多主肝胆经症。"认为寒热往来病位在肝、胆，寒热源于食积或肝木乘脾。明代王肯堂认为阴阳相盛是寒热发生的病理基础。

八、惊热

惊热，指小儿受到惊吓后，全身发热，热度不高，伴颜面赤或发青，夜间烦躁多惊，心悸不宁的疾病。"惊热"出自《小儿卫生总微论方》："小儿身热，饮水悸惕，手足摇动，上视弄舌，印内青筋见，掌中赤，怕物生涎，此为惊热。"历代医家认为惊热由于小儿骤受惊吓后，惊气不散，郁而发热，症见遍身发热，额上及眉宇间赤色，印堂青色，烦躁不宁，夜间明显，易从睡梦中惊醒，外无表证，内无宿滞。并认为惊也致热，热也可致惊。

九、夜热

夜热，指小儿夜间发热，或夜间热势升高。多因血热或血虚所致。明代万全的《育婴家秘》曰："夜热者，至夜发热，啼哭不止，日则无事，此血热也。"他认为夜热为血热。明代秦昌遇认为夜热为"阴中有阳邪"，清代陈飞霞认为夜热因血虚。

十、五心烦热

五心烦热，指两手两足心发热，并自觉心胸烦热。多由阴虚火旺、心血不足，或病后虚热不清及火热内郁所致。是虚损劳瘵等病的常见症状之一，治宜滋阴降火、清热养阴、清肝理脾等法，可选用清骨散、升麻散、《千金》竹叶汤、逍遥散、茯苓补心汤等方。火郁而宜升发者，用火郁汤加减。亦可选用知柏地黄丸治疗。

十一、日晡发热

日晡发热，指下午 3~5 时发热，又叫"阳明潮热"。因胃肠燥热内结，正邪相争，故在此时发热或热势加重。《类证活人书》曰："问伤寒症状，有阳明证，患者烦热，汗出如疟状，日晡发热而脉浮虚者，与桂枝汤，脉实者，宜承气汤。"

第二节　小儿发热的病理特点

小儿发热的病理特点主要有以下两个方面：

1. 小儿发病容易，传变迅速　小儿脏腑娇嫩，形气未充，机体对疾病的抵抗能力较差，加之小儿寒暖不知自调，饮食不能自节，一旦调护失宜，则外易为六淫所伤，内易为饮食所伤，因此在病理上易于发病。得病后，外邪容易由表入里，伤及脏腑，且发病后疾病传变迅速。正如《温病条辨》所说"邪之来也，势如奔马，其传变也，急如掣电"，同时明确指出："脏腑薄，藩篱疏，易于传变；肌肤嫩，神气怯，易于感触。"《片玉心书》也说："肠胃脆而多伤乳食，筋骨嫩而易风寒，易虚易实兮，变如反掌。"如偶患感冒，可转瞬发展为肺炎喘嗽而出现咳喘、气急、鼻煽、发绀等肺气闭塞之证。又如患风寒外束的寒证中，可郁而化热，甚至热极生风，出现高热、抽搐等风火之热证，而后随着疾病的进展，也可因正不盛邪，转瞬出现面色苍白、汗出肢冷、脉微细的阴盛阳衰之候。总之，小儿疾病的变化，比成人更快且复杂，在诊治过程中，应诊断正确，辨证准确，用药谨慎果敢。

2. **脏腑清灵，易趋康复**　小儿疾病虽然传变迅速、病情易于恶化，但小儿为"纯阳之体"，生机蓬勃，机体修复再生能力强，且小儿病因较单纯，少七情五志之伤，对药物反应敏感，因此同样的疾病，小儿恢复较成人快，也更容易痊愈。

第三节　小儿发热的病因

小儿发热的病因较成人单纯，外多感于六淫，内多伤于乳食，且因小儿脏腑娇嫩，形气未充，卫外功能未固，对很多时行疾病如麻疹、风疹、水痘、百日咳等有特殊的易感性。还有一些因小儿受到惊吓或因先天不足、后天失养、失治误治而致发热的疾病。因此，引起小儿发热的原因以先天因素、外感因素、饮食因素等较为多见。如《保婴撮要·发热》言："婴儿诸热……或见嗜食甘肥，衣衾过暖；或频浴热汤，积热于内为患者，各当详之。"

一、外感六淫

由于小儿脏腑娇嫩，腠理空疏，卫外功能不固，冷暖不知调节，最易受外邪的侵袭，易出现外感表证。《景岳全书》云："故凡外感者，必有表证而无里证，如发热头痛、拘急无汗，或因风搐搦之类是也。"

1. **风邪**　风为阳邪，其性开泄，多袭阳位，因此风邪侵袭人体时多从皮毛口鼻而入，客于体表可致小儿发热之表证。宋代钱乙在《小儿药证直诀》中言：

"身热而口中气热，有风证。"清代陈飞霞的《幼幼集成》言："伤风发热，其证自汗身热，呵欠，目赤多睡，恶风喘急。此因解换褓裳，受风所致。"认为伤风是小儿发热的主要病因。

2. **寒邪** 小儿稚阴稚阳，易受寒侵，寒邪外束肌表，阳气内闭，与卫气相搏，出现发热、恶寒、头身疼痛等症。寒邪入里化热，还会出现高热、汗出、烦渴等。《幼幼集成》曰："伤寒发热，其证无汗身热，呵欠顿闷，项急面赤，喘急恶寒，口中气热。此因脱换受寒所致。"《小儿卫生总微论方》言："小儿身体发热，气促鼻塞，清涕嚏喷，寒毛立，眼泪出，或出痰水，此为伤寒。"

3. **风寒** 风和寒既可以单独致病，也可以相兼致病，成为小儿发热的主要致病因素。多因天气骤变，或调护失宜，感受风寒，风寒之邪客于肌表，卫阳被遏，正邪交争，而致恶寒发热。张景岳的《景岳全书》曰："凡小儿无故发热，多由外感风寒。"

4. **风热** 人体感受风热之邪，邪在卫表，出现发热重、恶寒轻、微有汗出等症状，为小儿发热的主要病因。《小儿卫生总微论方》言："小儿身热，口中气热，叫哭无时，呵欠顿闷，面目青色，此为风热，甚亦发惊。"《小儿药证直诀》曰："风热者，身热而口中气热，乃风邪外感也。"

5. **暑邪** 暑为阳邪，为夏令之气，为火热所化。夏令季节，炎暑盛行，若小儿嬉戏于烈日之下，不能耐受夏令酷热之气，可出现发热。暑邪致病有明确的季节性，典型表现有身体蒸热、烦躁、头目昏重、多汗等。陈复正在《幼幼集成·发热证治》中言："伤暑发热，夏月有之。其证身热自汗，作渴昏睡，手足冷。"曾世荣在《活幼口议·议十种热症候》中言："议伤暑热，烦躁引领，头目昏重，时正盛暑，或曾感冒。"《幼幼集成·发热证治》言："伤热发热，多在夏月。其证身热自汗，作渴昏睡，手足俱热。此因天气过热，而包裹过浓，受其热也。"

6. **火（热）邪** 火与热常混称，但热为温之渐，火为热之极。火热为阳邪，其性炎上，火热致病，迫津外泄，消灼阴液，多见高热，烦渴，汗出之证。但火邪致病，容易生风动血，易致肿疡。《素问·至真要大论》说："诸热瞀瘛，皆属于火。"

7. 时行温热　小儿感受自然界温热之邪气，亦可发热。元代曾世荣的《活幼口议·议十种热症候》言："议温气热，即是时气温热相袭而成，小儿又令有时气之温，未经患疮疹者，即重蒸，大小相传，皆作是疾。"

二、内伤

1. 食积　小儿脾常不足，且小儿生长发育迅速，食欲旺盛，不知饥饱，常过度饮食导致脾胃不能运化，积滞于中，发而为热。伤食发热，因食积引起，表现为夜热、饮食不化、腹胀、纳食不佳，甚至恶闻食臭、大便酸臭。宋代朱肱在《类证活人书》中说："小儿无异疾，唯饮食过度，不能自节。"明代万全的《育婴家秘·治诸热证》曰："食热者，伤食得之，手心壮热，嗳气吐乳，大便酸臭。"清代尤在泾的《金匮翼·发热统论》说："食积者，当暮发热，恶闻食臭，时时嗳腐，其脉滑或实。"

2. 惊吓　小儿发热可由受惊引起，惊气不散，过极化火，可出现发热。清代许宣治的《小儿诸热辨》言："小儿骤受惊忤，惊则气散神浮，引起发热。症见遍身发热，夜间尤甚，外无表证，内无宿滞，但见额上及眉宇间赤色，印堂青色，烦躁不宁，易从睡梦中惊醒。"他认为小儿骤然受惊，可导致气散神浮，引起发热。

三、其他

1. 胎热　胎儿本为父母之精血所化生，孕育在母腹中，以脐带与母体相连，故母体之饮食、情志对胎儿影响甚大。元代曾世荣的《活幼口议·议十种热症候》曰："议胎热，儿在胎中，受母饮食荣卫不顺，有余毒之热，发作众疾，或从降生之后，常作热证。"

2. 乳母遗热　小儿饮乳食，若乳母饮食失当，情志失调，也可令婴儿荣卫不顺，余毒为患。明代薛氏父子认为乳母七情浓味，饮食停积，可遗热于小儿。《保婴撮要·发热》曰："……或乳母七情浓味，饮食停积，遗热于儿。"

3.失治误治　正常情况下，人体阴平阳秘，阴阳相互制约，相互对立，以此达到平衡状态。若失治误治可导致小儿阴阳失调，从而发热。如治疗体虚阳浮之小儿，仍采取泻下、解表之法，则犯了"虚虚之戒"，会导致表里俱虚，阳浮于外而发热。《小儿卫生总微论方·诸身热论》曰："表热乃去，既去又复发热者，世医尽不能晓，再下再表，皆为不可，误伤多矣。"

4.病后余毒　余毒所致发热，多见于疳积、伤寒、疮疹及未曾散尽之寒邪等。元代曾世荣的《活幼口议·议十种热症候》言："议伤寒后余毒热，虽曾解表，余热传脉，或入经络，久而不散。""议疮疹余毒热，其儿所患疮疹，不甚快速，有余热留滞在百脉之间。"明代秦昌遇的《幼科折衷·热症》言："余热者，谓寒邪未尽之遗热也。"

第四节　小儿发热的病机

小儿发热的病机，主要分实热与虚热两大方面，下面分别叙述。

一、实热

实热又依据病位，分为表热、里热与半表半里热三种情况。

1.表热　外感六淫邪气，侵袭小儿肌肤，卫外不固，出现外感表热之证。

（1）风寒外袭，阳气被郁。风寒之邪伤人，寒邪外束，多侵犯卫表阳气，导致荣卫之气不行，气机运行不畅则热生。

（2）暑热邪气，熏蒸肌表。夏季炎热，小儿不能适应炎热气候的熏蒸，暑热之邪客于肌表，熏蒸发热。《幼幼集成·发热证治》曰："伤热发热，多在夏月。其证身热自汗，作渴昏睡，手足俱热。"

2.里热　外感六淫，入里化热；饮食停留，郁积化热；惊恐内迫，五志过极化热等均可致热壅于内而发于外，出现里热之病，病性属实。

（1）五脏生热，熏发于外。隋代巢元方认为小儿血气盛，五脏生热，熏发于外，可发壮热。其在《诸病源候论·小儿杂病诸候》中言："小儿温壮者，由腑脏不调，内有伏热，或挟宿寒，皆搏于胃气。"认为脏腑不调，在内之伏热、宿寒搏于胃气，胃失和调，则气行壅滞，故蕴积发热。元代曾世荣认为小儿发热、烦躁为三焦不顺、心中积热所致。

另外，小儿五脏偏热如心热、脾热、肺热、肾热、胃热，也可引起小儿发热。

（2）饮食积滞，郁热外发。若小儿饮食过量，脾胃运化不能，导致饮食积滞于内，郁热而发于外，可致身体发热。明代王纶的《明医杂著·潮热》言："小儿潮热，或壮热不退，多是变蒸及五脏相胜，不必用药；又多是饮食停积郁热，由中发外。"清代周震在《幼科指南》亦说："小儿里热之证，因肥甘过度，必生内热，以致遍身蒸蒸发热，小便涩红，面赤唇焦，舌燥而渴。"因乳食不节所致之发热，初起为实，脾胃受损日久，则成虚实夹杂之痼证。

（3）暴受惊恐，五志化火。小儿神气怯弱，易受惊恐，惊气不散，郁而化热。如元代曾世荣的《活幼口议·议十种热症候》言："议惊气热，良由小儿受惊，其惊气不散，留在上膈，无得自化，故作热毒，攻在颐项之间。"

3.半表半里之热　小儿发热，有半表半里之病机。"半表半里"之名首见于成无己的《注解伤寒论》："与小柴胡汤以除半表半里之邪。"

二、虚热

小儿脏腑娇嫩，气血未盛，稚阴未长，稚阳未充，一旦患病，邪气易实，精气易虚。因此，小儿虚热之病机，主要有气虚阳浮、阴虚内热和体虚热乘三个方面。

1.气虚阳浮　小儿病后，正气未复，虚阳浮于外，而致发热。此种热多反复发作，而很多医者未认识其热之根源所在，见热即用解表泻下，导致表里更虚，陷入恶性循环。明代王肯堂的《证治准绳》言："虚热者，困倦少力，发于病后。"清代陈复正在《幼幼集成》论述了伤寒误下所致的表里俱虚、阳浮于外之虚热："伤寒无汗，服表药而汗出，其热不退，又复下之，热仍不退，乃表里俱虚，气不归元，阳浮于外，此为虚热……虚热者，或汗下太过，津液枯焦，或大病之后，元气受伤，皆能生热。"

2. **阴虚内热**　热邪内蕴，最易津伤，阴血亏虚，虚热内生，可现潮热盗汗、消瘦、五心烦热、口咽干燥、舌红少苔、脉细数等症，或者血虚之证。

3. **体虚热乘**　小儿病后气血亏虚，外邪容易乘虚而入，导致发热。元代曾世荣的《活幼心书》言："虚热，因病后发热无时，一日三五次者，此客热乘虚而作。"《幼幼集成·发热证治》言："客热者，乍有乍无。邪热干心，则热形于额，故先起于头面，而后身热，恍惚多恐，闻声则惕。此正气虚而热邪胜，故邪正交争，发热无定，乍进乍退，如客之往来莫测也。导赤散先彻其邪，后以团参散护其正气。"

第三章
小儿发热的四诊

在小儿发热的诊断过程中，应以望诊为主，结合闻、问、切诊法，四诊合参，来全面、系统、真实地了解病情，做出正确的诊断。

第一节　望　诊

正常小儿的面色，气色调和，不论肤色如何，应红黄隐隐，明润有光泽，或肤色较白，但白里透红。新生儿面色嫩红。若病邪侵犯人体，气血失调，患儿面色就会随疾病性质的不同而发生相应的变化。

一、望面色

发热的患儿面色多呈红色，实热证满面通红，虚热证常午后颧红。外感风热多面红目赤，咽部红肿疼痛；里热炽盛，多面红、口唇深红，伴高热、口渴引饮、汗多、尿赤；阴虚内热多午后颧红，伴潮热、盗汗；食积发热多夜间面颊潮红，伴腹胀；心热小儿多夜间哭啼、面赤唇红、身腹俱热、小便不利而烦躁；脾热患儿鼻部红燥；虚阳上越的危重患儿多两颧艳红，伴面色苍白、肢厥、冷汗淋漓。一般面色红者病轻，面色白者病重，所谓不怕"小红脸"，就怕"小白脸"。

二、望唇

正常小儿的口唇颜色红润，口唇可随意开合，动作协调，口腔黏膜淡红润泽。发热的小儿随着热邪性质不同，唇色也不同。热邪炽盛，多唇色深红；热邪伤津，多口唇干裂,颜色深红;郁气滞,多唇色青紫;热极伤阴,多唇焦紫黑;心脾有热,多唇色暗红;重热伤津,多口唇干燥;胃热炽盛,多唇干裂出血;脾胃蕴热,多唇部糜烂;外感风热,唇部可起疱疹;心肝火盛,唇部红肿。

三 望咽喉

正常小儿的咽喉淡红而润泽,不肿不痛,呼吸、发音、吞咽时皆通畅无阻。若咽两侧及后壁红肿胀痛,甚至溃烂,有黄白色脓点,多为肺胃热毒壅盛、气血壅滞所致;咽喉一侧或两侧红肿,喉核肿大状如蚕蛾或形如枣栗,为"乳蛾",多为外感风热,或者肺胃火热上炎;如果溃后有脓,则称为"烂喉蛾",多为热毒搏结咽喉,肉腐化脓所致。咽喉部有灰白色假膜,擦之不去,重擦出血,擦后白膜复生,多为疫疠热毒蒸腾,应警惕白喉发生;咽喉红肿溃烂疼痛,或上有白腐蔓延的假膜,易擦去,兼有皮疹鲜红,多为疫疠痧毒上冲咽喉;咽喉部红肿,悬雍垂红肿生疮,多为脏腑郁热上扰,特别是肺胃郁热。

四、望舌

舌为心之苗,其他脏腑通过经络均与舌有关联,所以脏腑的病变,可以从舌象上反映出来。临床主要通过舌和舌苔两方面来观察舌象的变化。

1. 望舌　正常小儿的舌为淡红舌,舌体不胖不瘦,柔软润泽,活动自如。若风热外束,则多舌边尖红;若里热炽盛,则多舌红带有芒刺;若热入营血,则多舌红且绛;若热盛津亏,多舌红无苔;若疫毒炽盛,熏灼营血,则多舌红如杨梅。若心脾两经有热,则多见"吐舌"(舌伸出口外,又立即收回)或"弄舌"(舌不时舔舐口唇周围);若疫毒攻心或正气已绝,则多见频繁吐舌。

2. 望舌苔　正常小儿的舌苔为颗粒均匀,干湿适中,不燥不滑的薄白苔。若外感风热,多见薄白而干或薄白中带淡黄。里热证者见苔黄,苔淡黄为热轻,苔深黄为热重。里热炽盛,则苔黄燥;湿热则苔黄腻;湿热夹积,则苔灰;湿郁化火伤津耗液,则苔多干燥,重则津液枯耗,则多苔黑干燥;若湿热秽浊之邪泛滥,气阴两虚,则多见霉腐苔。

五、 望指纹

望指纹是通过查看小儿食指桡侧前缘的浅表络脉的异常变化，来诊察疾病的一种特有方法。一般多用于3岁以下小儿。小儿寸口脉部短小，诊脉时时常哭闹，影响切脉的准确性。而小儿因皮肤薄嫩，脉络易于显露，易于观察，所以对于3岁以下的小儿通常以察看指纹代替寸口诊脉。

食指络脉根据所在食指的部位分为风、气、命三关。风关位于食指连掌的第1节，气关为第2节，命关为第3节。察看时，家属抱小儿于向光处，医师左手握小儿食指末端，右手拇指的指腹在小儿食指桡侧前缘，由指尖向指根轻轻推擦几次，即由命关向气关、风关直推，使脉纹显现，以诊察脉纹的变化。

正常小儿的指纹为浅红略微带青色，不浮不沉，粗细适中，隐约不显，不超过风关。当疾病发生时，其色泽、部位、隐显等均可发生改变。

根据指纹诊察疾病概括为：浮沉分表里，红紫辨寒热，淡滞定虚实，三关测轻重。

1.浮沉分表里　指纹浮现明显者，多为外感初起，病位在表；沉而不显者，多为病位在里。

2.红紫辨寒热　发热的小儿指纹多红。指纹紫红，为邪热内炽。

3.淡滞定虚实　指纹色淡，推之流畅，主气血亏虚；指纹色紫，推之滞涩，复盈缓慢，主实邪内滞，如食积、痰湿、瘀热等。

4.三关测轻重　指纹在风关内，多为病邪初入，邪浅病轻；指纹在达气关，多为病邪入里，病情较重；指纹透达命关，多为病情凶险危重。

六、望斑疹痘

斑疹是热性疾病反映在皮肤上的一种常见体征。"斑"为红色或紫色，从肌肉而出，呈点状或片状，不高出皮肤，压之不褪色；"疹"为粟粒样小点，量多，高出皮肤，抚之碍手，压之褪色。

1.斑疹的颜色　以红润为顺，淡滞为逆。热毒轻浅者红色不深；热毒深重入营入血者色深红如鸡冠；热毒至极，邪陷血分的重症，斑疹色可紫黑；内伤血热或气不摄血，斑疹颜色多淡红或淡紫，发展缓慢，可呈片状，褪色缓慢。

2.斑疹的形态　以分布均匀，疏密适中，出没有序者为病轻邪浅；稠密成片，或者根部紧缩有脚，出没反复者为热毒深重；疏密不均，时隐时现，多为邪气内陷。

3.斑疹出没顺序　麻疹一般疹点先现于头面、耳后、发际、胸部，而后遍及全身，疹点初起细小淡红，稍隆起，抚之碍手，先疏后密，随后成暗红色，压之不褪色，伴有发热、咳嗽、两眼泪汪汪；风疹的疹点先现于头面躯干，而后遍及全身，疹点稀疏细小，色淡红，出没较快，有瘙痒感，伴有伤风感冒症状；幼儿急疹之疹点稠密，呈玫瑰红色，热退疹出；风疹块多为斑丘疹，大小不一，疹色鲜红或苍白，呈风团块样，高出皮肤，奇痒难忍，消退迅速；猩红热皮疹多疹色艳红，稠密成片，伴发热、咽部溃烂。

4.察水痘　水痘为外感时邪，内有湿热，郁结而成的小儿时期常见传染病，多痘疹散发，头身多于四肢，痘疹呈椭圆形，痘顶圆满，跟脚红晕，浆薄如水，色晶莹透亮，大小不一，不结痂，不留痕迹。重症患儿痘疹呈出血性或痘浆浑浊。

第二节　闻　诊

闻诊是医师通过听觉、嗅觉了解身体发出的各种异常声音、气味，以诊察疾病的一种方法。

一、听声音

健康的小儿哭声洪亮有力，伴有泪液。若因口渴、饥饿、睡眠不足、过热或过冷、尿布潮湿、蚊虫叮咬或受惊吓而致哭闹不止，只要满足其需要，或消除皮肤刺激后，啼哭即能停止，不属病态。

二、听哭声

在发热状态下，小儿哭声异常，根据其伴随症状，可提示不同的病邪。若伴哭声有力，喜仰卧，见灯光则啼哭加剧、烦躁多动、小便短赤、大便秘结、口唇色红、苔薄黄、指纹紫滞，为心脾积热；若伴哭声响亮、时哭时止、腹疼拒按、呕吐、纳差、大便干或泄泻、舌淡红、苔黄厚或腻、指纹紫滞，多为食积发热。

三、听咳嗽声

发热伴咳声重浊，痰黄黏稠，多为外感风热；高热伴咳声粗而痰黄稠，多为肺热壅盛；发热伴干咳无痰，或少痰而咳声不扬，多为燥邪犯肺。

四、听语声

正常小儿语声清晰，嗓音洪亮有力。发热时伴多言躁动，多为阳热有余；发热时伴谵语、狂言，声高有力，意识不清，多为邪热入营或痰火扰心；发热伴声音突然嘶哑，多为风热上攻咽喉或外寒内热。

五、嗅气味

嗅气味是通过嗅患儿身上散发出来的气味，来了解疾病的性质的一种方法。发热时主要通过嗅患儿的口气、排泄物等的气味来辨发热的病性。正常小儿口中无臭气。若发热时，伴口气臭秽，多为胃热；伴嗳气酸腐，气出如败卵，多为食积；口气腥臭，咳嗽频作，多为肺热郁蒸，气血败腐。

各种排泄物和二便，有恶臭多为实热证。发热若伴大便臭秽，多为湿热下注大肠；若伴小便臊臭而短赤，多为湿热下注膀胱；若伴矢气频作，多为食积；伴痰液腥臭，多为肺热壅盛，肉腐化脓。

第三节　问　诊

一、问年龄

许多发热性疾病与小儿的年龄有密切关系，询问年龄应询问小儿的实足年龄、月龄或日龄。如新生儿发热多考虑败血症、中枢神经系统感染；1~3岁患儿发热多考虑病毒感染；学龄期儿童发热多考虑支原体、衣原体感染等。

二、问寒热

小儿的发热情况，可通过接触患儿的皮肤时感觉和小儿姿态以及体温等来测知。如母亲在授乳时乳头的感觉，抚摸患儿额头、手心等部位的异常感觉等。发热时对于年长儿可表达是否恶寒，但对于小婴儿则通过其的动静体态情况加以了解。如小儿身体蜷缩，喜偎母怀，皮肤有鸡皮样粟疹，多为恶寒之象。当发热与恶寒并见，多为外感初起；发热恶寒，伴汗出，多为风热犯表；发热恶寒，无汗，多为风寒束表；壮热不恶寒，伴口渴引饮，多为里热炽盛；寒热往来，多为邪在半里半表；夏季高热不退，口渴，无汗，小便清长，多为暑邪致病；午后发热，缠绵难愈，舌苔厚腻，多为湿热内蕴；傍晚低热或午后低热，伴盗汗，多为阴虚发热；持续发热，热势低，劳累后发热加重，伴气短乏力，大便溏，多为气虚发热。

三、问汗

小儿肌肤娇嫩，腠理不密，较成人容易出汗，如无其他不适，属正常现象。发热时，若风热犯肺，多伴有汗。而热邪在表而致发热，则汗出后身热可解；若汗出不解，则为邪气入里的征象。

第四节　切　诊

切诊是通过触按患儿体表一定的部位，以诊察病情的一种方法。切诊包括脉诊和按诊两部分。

一、脉诊

小儿发热脉诊在历代医家的著作中记载较少，多呈现碎片化、经验化。正常小儿的脉象和缓从容，较成人柔软而快，年龄越小，脉搏越快。如按成人的一呼一吸计算：新生儿 7~8 至；1~3 岁儿童 6~7 至；4~7 岁儿童大约 6 至；8~13 岁儿童约 5 至；14 岁以上青少年脉象 4~5 至，与成人基本相同。小儿的脉象至数因啼哭、哺乳、紧张、活动等而增快，故小儿脉诊以安静或入睡时较为准确。

发热时小儿的脉象，若数而有力为实热，数而无力为虚热；若脉数而浮主表证，脉数而沉主里证；浮数有力主表实，浮数无力主表虚。脉浮但重按不及者，多为正气将绝的危重症候。

婴幼儿在诊病时不易配合，因情绪变化而致脉息迟数变化较大，因此，对于 3 岁以下小儿不采用脉诊。对于 3 岁以下患儿由于寸口部位面积较小，不能容纳医师三指来按寸、关、尺三部，因而采用"一指定三关法"来诊脉象。

二、按腹部

正常小儿的腹部稍隆起，按之柔软而温和，不胀不痛。一般认为热为阳邪，热生"膜胀"。《幼科发挥》认为小儿有热，肚腹鼓胀，但需分清夹滞、夹积、夹痰的不同。若发热时伴腹痛拒按，多为实邪内阻；按之绵软，则为虚热。

第四章

小儿发热的辨证

第一节 小儿发热的辨证论治

辨证论治是中医认识和治疗疾病的基本原则，是中医学对疾病的一种特殊的研究和处理方法，是临床诊疗过程的核心内容，常用的辨证法有八种：脏腑辨证、经络辨证、气血津液辨证、病因辨证、八纲辨证、六经辨证、卫气营血辨证，以及三焦辨证。这八种辨证法的内容是相互包容，有所联系的，它们分别从不同的角度对疾病性质进行分类。而六经辨证、卫气营血辨证以及三焦辨证是被后人从医家的著作中总结提炼出来的，更加适用于诊治急性热病的"辨证体系"。它们被广泛应用于临床上对急性热病的诊断与治疗，其理法和方药至今仍是中医临证中诊治急性热病的重要方法。

一、八纲辨证

八纲辨证，是诊断的一种基本方法。运用阴阳、表里、寒热、虚实八纲，对病症进行分析、归纳，为治疗提供依据。表里辨病位的浅深，寒热辨病证的性质，虚实辨邪正的盛衰，阴阳则是统摄其他六纲的总纲。表、热、实属阳，里、寒、虚属阴。八纲的四对矛盾，是相对的，互相联系、互相转化的。临床上错综复杂的证候都可以用它做分析归纳的基本方法。八纲辨证是中医各种辨证的总纲。小儿发热辨证主要辨热之所在病位（表、里），辨热之性（虚热、实热）。

（一）辨表里

辨热之表里，即辨病位之深浅，病在表者浅，在里者深。表里等同于内外。钱乙认为，饮水与否是鉴别热在内在外、在表在里的关键，如《小儿药证直诀·脉证治法·杂病证》言："身热不饮水者，热在外；身热饮水者，热在内。"明代薛氏父子通过用手扪按皮肤来区分表热和里热，其《保婴撮要·发热》言："以手轻扪之则热重，按之不热，此皮毛血脉之热，热在表也；重按之筋骨之分则热，轻手则不热，此筋骨之热，热在里也。不轻不重，按之而热，此肌肉之热，热在表里之间也。"清代陈复正则通过观察小儿之动静来辨别热之表里，其在《幼幼集成·发热证治》中言："小儿无故发热，多由外感风寒。其证喜人怀抱，畏缩，恶风寒，不欲露出头面，面带惨色，不渴，清便自调，吮乳口不热，或鼻塞流涕，或喷嚏，浑身拘急，此表热也……发热时，喜露头面仰身卧，扬手掷足，揭去衣被，渴欲饮水，吮乳不休者，口渴也，吮乳口热，小便赤，大便闭，此里热也。"

（二）辨虚实

辨小儿发热之虚实，可结合形色、声、脉息等方面综合判断，明代张介宾在《景岳全书》中说："尤唯虚实二字，最为紧要，盖有形色之虚实，有声音之虚实，有脉息之虚实，如体质强盛与柔弱者有异也，形色红赤与青白者有异也，声音雄壮与短怯者有异也，脉息滑实与虚细者有异也。故必内察其脉候，外观其形气，中审其病情，参此数者而精察之。"可作为判断病性属虚属实之提纲。

1. 辨虚热　小儿虚热，正气不足，虚火内生而致热，临床可见面色发白、发青，喜静、喜暖等证。明代张介宾在《景岳全书》中言："发热当辨虚实……虚则面色青白，气怯神倦，恍惚软弱，口鼻微冷，不喜寒凉，饮汤安静，泄泻多尿，呕恶惊惕，上盛下泻，抱腹喜按，乍凉乍温，夜则虚汗，卧则露睛，屈体而卧，手足指冷，脉息缓弱，皆为虚证。"明代秦景明在《幼科金针·潮热》中曰："中若大病之后，日晡作热，子午即凉者，乃虚热也。"

2. 辨实热　小儿实热证由于邪正相争，热邪炽盛，症见壮热烦渴、喜冷饮，腹满拒按，尿赤，便结，苔黄，脉洪数或滑实，气粗口臭，喜掀揭露衣，甚则神昏谵语等实热之症。元代曾世荣的《活幼口议·议十种热症候》曰："实热即气脉壮实，五脏六腑气充，大便硬少或闭不通。"明代董宿的《奇效良方·小儿门·违和说》言："小儿实热者，头昏颊赤，口内热，小便赤涩，状如豆汁，大便坚硬，或秘涩不通，腹急，此热证也。"明代鲁伯嗣的《婴童百问·诸热症第五十问》言："小儿之病，其热唯多，夫热有虚有实。实则面赤浓黄，气粗口热，燥渴唇肿，大小便难，掀揭露衣，烦啼暴叫。"明代张景岳又将实热分为表实及里实两种，《景岳全书·小儿则·诸热辨证》言："壮热不恶风寒，为外邪所客，表之实热也……壮热饮水，为内火销烁，里之实热也。"

二、六经辨证

六经辨证以六经为纲，主要用于外感发热疾病的一种辨证方法，可以辨治大部分小儿发热。一般将六经病中的太阳病、阳明病、少阳病统称为三阳病。三阳病表示正气盛、抗病力强、邪气实，病情一般呈亢奋状态，因而三阳病多属热证、实证。三阴病包括太阴病、少阴病及厥阴病。三阴病表示正气衰、抗病力弱、病邪未除，病情一般呈虚衰状态，因而三阴病多虚证、寒证。

小儿发热多见于六经病中的三阳经，且多因风寒外感所致。太阳病是外感病的初期阶段，病位表浅，发热与恶寒并见；阳明病为邪入于胃肠经腑，邪热炽盛，充斥表里，则身发高热，且不恶寒反恶热；少阳病为邪在半表半里，正邪相争，正胜邪则发热，正不胜邪则恶寒，病邪出入不定，故见寒热往来。三阴经病为阳气虚衰，邪气从阴化寒，属于寒证、虚证，一般少有发热症状。太阴为三阴之首，虽无发热，但寒象也不明显，多表现为手足自温、四肢烦痛；少阴心肾阴阳俱虚，多表现为无热恶寒；厥阴阴寒极盛，阳气极衰，其发热多见厥热进退、厥热胜复。本文将发热划分为太阳、阳明、少阳、太阴、少阴、厥阴等六个不同的阶段，然后根据各个不同阶段的不同症状及病机的特点，分别给予辨证论治。具体见图2。

太阳病发热：脉浮，头项强痛而恶寒
- 汗出
  - 脉浮缓，头痛，鼻鸣干呕——**桂枝汤**
  - 项强连背，拘紧固急；转动不灵 —— **桂枝加葛根汤**
- 无汗，脉浮紧
  - 身痛、气喘——**麻黄汤**
  - 项背拘急不舒——**葛根汤**
  - 身疼痛，烦躁——**大青龙汤**
- 表证日久，汗出不解
  - 发热恶寒如疟状，一日三度发，或伴面红、身痒——**桂枝麻黄各半汤**
  - 发热恶寒如疟状，一日发作两次，或伴汗出、身痒 —— **桂枝二麻黄一汤**
  - 发热恶寒如疟状，发热重，恶寒轻，兼口微渴、心微烦 ——**桂枝二越婢一汤**

阳明病发热：汗出不恶寒，反恶热
- 大便通
  - 汗出，口渴；甚或腹满、面垢、谵语、遗尿——**白虎汤**
  - 汗出，舌燥口渴甚，时恶风或背微恶寒——**白虎加人参汤**
- 大便不通
  - 蒸蒸发热，心烦，腹胀满——**调胃承气汤**
  - 大便硬，潮热或微烦，腹大满——**小承气汤**

少阳病发热：口苦，咽干，目眩
- 寒热往来，胸胁苦满，心烦喜呕，不欲饮食——**小柴胡汤**
- 肢节烦疼，微呕，胸胁心下微满——**柴胡桂枝汤**

太阴病发热：腹满而吐，食不下，自利益甚，时腹自痛
- 腹满时痛——**桂枝加芍药汤**
- 满而不痛，心下痞，肠鸣下利——**半夏泻心汤**

少阴病发热：脉微细，但欲寐
- 四肢厥逆，下利清谷，恶寒蜷卧，里寒外热 ——**四逆汤**
- 手足厥逆，下利清谷，不恶寒，面赤——**通脉四逆汤**

厥阴发热：消渴，气上撞心，心中烦痛，饥而不欲食，食则吐蛔，下利不止
- 蛔上入其膈，心烦，得食而呕——**乌梅丸**
- 手足厥寒，脉细欲绝——**当归四逆汤**
- 下痢脓血便，里急后重，肛门灼热，渴欲饮水——**白头翁汤**
- 头痛，呕吐，或吐涎沫，或少腹冷痛——**吴茱萸汤**

图2 小儿发热的六经辨证

第二节　卫气营血辨证

清代叶天士根据《黄帝内经》中的卫气营血部位划分的理论，综合六经辨证精华及历代名医从卫气营血分治的学术观点，结合温病发病及传变规律，参照其长期临床对温病特有规律的探究，发现温病病机的变化与卫气营血所属脏腑功能失常和物质损耗有密切的关系，创立了卫气营血辨证。其主要论述对象是温热病邪。

一、卫分证发热

外感热病的初期，是温热病邪侵犯肺与皮毛所表现的证候。临床表现为：发热、微恶风寒，或伴有头痛、身疼、咽干、咳嗽、苔白、脉浮等。根据所感邪气性质不同，或患者体质差异，卫分证又有多种证型。

1.风热犯卫　症见发热、恶寒，头痛，微汗或无汗，咳嗽，咽红或痛，鼻塞流浊涕，口微渴，舌边尖红，苔薄白或微黄，脉浮数。

2.暑湿犯卫　症见发热、恶寒、无汗，头痛，身重，胃脘部痞满，心烦，口渴，舌红，苔白腻，脉濡数。

3.湿热犯卫　症见恶寒，身热不扬或午后热势加剧，头重如裹，肢体困重，胸脘痞闷，口黏不渴，舌苔白腻，脉濡数。

4.燥热犯卫　症见发热，微恶风寒，少汗，伴有皮肤及口鼻干燥，咽喉干疼，干咳少痰，舌红欠润，苔薄白而干，脉浮数。

5.风寒犯卫　症见恶风恶寒，发热，鼻塞流清涕，无汗，周身疼痛，头痛，口不渴，咳嗽，苔薄白，脉浮紧。

二、气分证发热

里热证候，多由卫分证转化而来，病位较深。其基本特征为：身体壮热，不恶寒，反恶热，汗出而热不解，舌红，苔黄，脉数。气分病变涉及脏腑较多，证候类型亦较复杂，如邪热壅肺，多兼汗出口渴，咳喘，胸痛，咯吐黄稠痰；

热扰胸膈，多兼心烦懊恼，坐卧不安；热在肺胃，多兼汗出，喘急，烦闷，渴甚，舌苔黄燥；若肠腑燥实，多见高热，午后尤甚，腹满疼痛拒按，大便秘结，甚则烦躁神昏谵语，苔黄厚，或焦燥起刺，脉沉实有力。

三、营分证发热

以营阴受损，心神被扰为特点。营热阴伤者，症见身热夜甚，口干而不甚渴饮，心烦不寐，甚则神昏谵语，或见斑疹隐隐，舌红绛，脉细数。热闭心包者，症见身热灼手，时时昏谵，或昏愦不语，舌謇肢厥，舌红绛，脉细数。营热阴伤多由气热伤津逐渐发展而成，热闭心包亦可由卫分直接传入而致。

四、血分证发热

血分而引起耗血动血的证候，是卫气营血病变的最后阶段，也是温热病发展演变过程中最为深重的阶段。累及脏腑以心、肝、肾为主。其临床特点是：身热，躁扰不安，或神昏谵狂，吐血，衄血，便血，尿血，斑疹密布，舌深绛，脉细数。若见高热神昏，四肢抽搐，颈项强直，甚则角弓反张，两目上视，牙关紧闭，舌红绛，脉弦数，为热盛引动肝风之象；若见持续低热，暮热早凉，盗汗，心烦失眠，口干咽燥而饮水不多，手足心热及颧红，舌红少津，脉细数，为邪热久留血分，灼伤肝肾之阴所致；若见手足蠕动，或微有抽搐，时有惊跳，伴有低热，消瘦，面色浮红，精神委顿，舌干红少津，脉虚数，为虚风内动之象。

第三节　三焦辨证

三焦辨证，是针对湿热病的辨证方法。按照湿热伤人的重点脏腑部位和先后次序，划分为上、中、下三个部分，同时又是湿热病的初、中、末三个阶段。

1. 上焦湿热　湿热伤人的初期阶段，热象多不甚明显，而重点在于湿。症见恶寒重、发热轻微，或不发热，肢体困重，头沉胸闷，意识呆滞，少言语，不思饮食，舌苔白腻，脉濡缓。治宜温散表湿，方用藿香正气散。热象明显者，治宜宣化湿热，方用霍朴夏苓汤。

2. 中焦湿热　中焦湿热多由上焦传来，热象一般比上焦明显，症见午后热甚，身热不扬，胸脘痞胀，不饥不食，便溏不爽，恶心，身体困倦，尿短而黄，苔灰白带黄，脉濡数。或兼咳嗽痰多，意识不清等证候。治宜清化湿热，方用甘露消毒丹。痰湿偏重者，应清化痰湿，方用三仁汤。身痛而见白痦，为湿热郁蒸，治宜宣化湿热，方用薏苡竹叶散。意识昏迷者，治宜豁痰开窍，方用菖蒲郁金汤。

3. 下焦湿热　下焦湿热多由中焦传来，病位在大肠和膀胱。症见小便不通，渴不多饮，头脑昏沉胀痛，脘腹痞闷，大便不爽，舌苔灰白黄腻，脉濡数。治宜淡渗利湿，方用茯苓皮汤。若湿滞大肠，大便不通，小腹结满，治宜导浊行滞，方用宣清导浊汤。

第四节　脏腑辨证

脏腑辨证，是各种辨证的核心。它以脏腑生理、病理特点为基础，通过四诊八纲来辨别五脏六腑的阴阳、气血、虚实、寒热等变化，为治疗提供依据。小儿发热的脏腑辨证，主要辨热之脏腑。"五脏热"为小儿脏腑偏热而引起热病的合称。宋代钱乙在《小儿药证直诀》中首次提出"肺热""肝热""心热"等证，明代薛氏父子在《保婴撮要·发热》中首次系统地论述了以面部分区色泽候五脏热的方法，描述了不同脏腑有热时在其对应的面部区域有相应的色泽变化。

1. 心热　心热，又称心气热。小儿心热，表现为发热，高热出现于巳午时

（9~13时），伴心烦、掌中热、目赤等症状。宋代钱乙的《小儿药证直诀·卷上·脉证治法·心热》言："视其睡，口中气温，或合面睡，及上窜切牙，皆心热也。"明代薛氏父子的《保婴撮要·发热》曰："心热者额上先赤，心烦心痛，掌中热而哕，或壮热饮水，巳午时益甚。"首次提出小儿心热热甚的时辰在巳午时。清代陈复正的《幼幼集成》曰："心热者，浑身发热，面青自汗，心悸不宁，脉数烦躁，狂叫恍惚，此心热也。"详细描述了心热的症状。

2. 脾热　脾热的小儿主要表现为鼻赤，怠惰嗜卧，身热饮水，遇夜益甚，目中黄等表现。明代薛氏父子在《保婴撮要·发热》言："脾热者鼻上先赤，怠惰嗜卧，身热饮水，遇夜益甚。"明代万全在《幼科发挥》中说："脾热者，目中黄。"

3. 肺热　肺热的小儿表现为鼻塞，不闻香臭，手掐眉目鼻面，右颊赤，喘咳寒热饮水，申酉戌时（15~21时）发热明显等。明代薛氏父子的《保婴撮要·发热》言："肺热者右颊先赤，手掐眉目，喘咳寒热饮水，日西热甚。"明代王肯堂的《证治准绳·幼科·心脏部·发热》曰："申酉戌时热，肺经也。"

4. 肾热　肾热的小儿表现为颏下赤，两足热甚，脊骨重，目中白睛多，解颅，子丑夜间热甚等症状。明代薛氏父子在《保婴撮要·发热》中言："肾热者颏下先赤，两足热甚，骨苏苏如虫蚀，热甚不能起于床，夜间益甚。"明代王肯堂的《证治准绳》言："亥子丑时热，肾经也。"

5. 胃热　胃热的小儿，根据虚实不同而表现不同，胃实热者可见发热而饮水作渴，喜冷饮食，大便干，小便少。胃虚热者可见口臭，发热不欲饮水。宋代《小儿卫生总微论方·诸身热论》曰："小儿血气旺盛，发渴引饮，大便黄坚，小便赤少，四肢身体翕然而热，此为胃实热也。"元代曾世荣的《活幼口议·议十种热症候》曰："胃热作，气口臭或发呕逆不思饮食，亦由胃家虚热得之。"清代张璐的《张氏医通·婴儿门上·诸经发热潮热》说："发热而不欲饮水者，胃气虚热也，白术散。"在《张氏医通·婴儿门上·诸经发热潮热》中言："发热而饮水作渴，喜冷饮食者，胃气实热也，用泻黄散。"

第五章
小儿发热的鉴别

一般来说，因病所致小儿发热与普通小儿发热之鉴别，需明确主症与兼症之别。即因病所致发热的临床表现以该病之特征性主症为主，兼见发热，其症状表现及病机相对复杂；而普通小儿发热临床表现则仅以发热为主症，其症状表现及病机较为单纯。常见以小儿发热为兼症的疾病有疳积、麻疹痘疮、惊风等。另外，小儿生长过程中出现的变蒸发热属于小儿生理性发热，在此一并辨别。

一、变蒸发热与普通发热鉴别

变蒸学说，最早出现于晋代王叔和的《脉经·平小儿杂病证第九》："小儿是其日数应变蒸之时，身热而脉乱，汗不出，不欲食，食辄吐者，脉乱无苦也。"其后变蒸学说日渐丰富。大多认为变蒸是小儿生长过程中正常生理现象，为必经过程。如《诸病源候论·小儿杂病诸候》中说："小儿变蒸者，以长气血也。"唐代孙思邈在《备急千金要方·少小婴孺方上》中所论："凡小儿自生三十二日一变，再变为一蒸，凡十变而五小蒸，又三大蒸，积五百七十六日，大小蒸都毕，乃成人。"宋代钱乙的《小儿药证直诀·变蒸》言："变每毕，即情性有异于前，何者？长生腑脏智意故也。"对于变蒸热的临床表现，《小儿卫生总微论方·诸身热论》中言："小儿身热微惊，耳冷尻冷，上唇头有白泡起，如鱼目珠子，或汗或不汗，此为变蒸。如兼他证者，当根据其所感之候，略与和解，不必重剂可也。"明代楼英的《医学纲目·小儿部·心主热》曰："变者上气，蒸者体热，每经一变一蒸，情能既异，轻则发热微汗，其状似惊，重则壮热脉乱而数，或吐或汗，或烦啼躁渴。轻者五日解，重者七八日解，其候与伤寒相似。"因此，变蒸热与普通发热相比，变蒸热有一定的节律性，伴随发热会发生与成长变化相关的特异性表现，为普通发热所不具备。

二、疳积发热与普通发热鉴别

若小儿乳食无度，壅滞中焦，致脾胃损伤，乳食精微无从运化，机体失养，日见身体羸瘦，气阴耗损而成疳热。疳热之初表现为食欲不振或嗜食异物之疳积症状，随后出现身有微热或午后潮热，烦躁啼哭等症状。疳积发热，即以疳病为基础，故多表现为四肢消瘦而肚大，脚无力，多渴，肌肉痿软，如《小儿卫生总微论方·诸身热论》言："小儿身热，形瘦多渴，饮食不为肌肉，此为疳热。"明代秦昌郁的《幼科折衷·热症》曰："疳症者形瘦多渴，骨蒸盗汗，泻泄无常，肚大脚弱是也。"明代张介宾的《景岳全书》言："小儿疳积发热，此诚饮食内伤所致，然必成癖成疳，阳明郁积既久，所以内外俱热，是非暴伤饮食者之比，亦非肌表发热者之比。"清代陈复正的《幼幼集成·发热证治》曰："疳热者，形色黄瘦，食不长肌，骨蒸盗汗，泄泻无恒，肚大脚小，多起于大病之后，失于将息，又或伤饥食饱，脾气受伤。"综上所述，疳积发热与小儿普通发热的表现及临床发病机制完全不同。

三、麻疹、痘、疮发热与普通发热之鉴别

麻疹、水痘属于小儿期易感之传染病，疮疡属于外科疾病，麻疹、痘、疮发热时均伴随有特征性表皮病理表现，故与普通发热鉴别较易。历代医家对此有完备的论述，如疮疹发热以面燥腮赤，目胞亦赤，呵欠烦闷，乍寒乍热，咳嗽喷嚏，手足指冷，耳鼻尖冷为其特征。《小儿卫生总微论方·诸身热论》曰："小儿身热，昏睡惊悸，喜嚏喷，耳冷尻冷，此为疮疹候。"宋代钱乙的《小儿药证直诀·脉证治法·疮疹候》言："面燥腮赤，目胞亦赤，呵欠顿闷，乍凉乍热，咳嗽嚏喷，手足梢冷，夜卧惊悸多睡，并疮疹证。"麻痘热与疮疹热临床类似，历代医家常将两者合并介绍，如元代曾世荣的《活幼口议·议十种热症候》曰："麻痘作热，类似疹候，麻子乃腑受病，属阳，故易调理，虽不服药亦能自愈，只恐吃毒冒风为之逆也。"同时在《活幼心书·明本论·热证》中言："麻痘热，

面赤足冷，身发壮热，呵欠顿闷，咳嗽腰疼，时或作惊，腹痛自痢，及中指独自冷者是也。治法详见疮疹证内。"明代张景岳《景岳全书》言："小儿发热，若热随汗退者，即外感证也。其有取汗至再而热不遏者，必痈毒、痘疹之候。"首次提出可观察发热是否随汗出而退来鉴别发热为外感发热或为痈毒、痘疹之候，具有一定的临床价值。

四、惊风热与普通发热之鉴别

惊风热多由发热引起，发热也可致惊风。惊风为小儿常见急症之一，主要表现为全身或局部痉挛抽搐，并伴有意识不清。根据病势缓急分为急惊风、慢惊风两类，凡病势急，以抽风、昏迷或高热为特征，临床表现为实证者，称之为急惊风，多由外感时邪，内蕴痰热、积食或暴受惊恐引起；而病势缓慢，久病中虚，反复痉挛抽搐、昏迷或瘫痪为主症，属阴属虚者，为慢惊风。明代王肯堂在《证治准绳·幼科·心脏部·发热》中曰："惊风热，发搐惊痫，脉数，烦躁，颠叫恍惚。"隋代巢元方的《诸病源候论·小儿杂病诸候》曰："若壮热不歇，则变为惊，极重者，亦变痫也。"宋代钱乙在《小儿药证直诀》言："潮热者，时间发热，过时即退，来日依时而发，此欲发惊也。壮热者，常热不已，甚则发惊痫也。"《小儿卫生总微论方·诸身热论》言："……此为潮热，欲发惊也。小儿身热，但一向壮热不已者，此为壮热，甚则发惊也。"可见小儿普通发热若热势增高，可引起惊风。

第六章
小儿发热的治法

第一节　小儿发热的治法与治疗原则

一、辨证准确，果断用药

小儿生机勃勃，发病容易，变化迅速。当小儿出现发热时，热邪传变迅速，易致邪气嚣张而致壮热，甚者可出现邪热内陷心包，或热极生风、肝风内动之危象。这就要求儿科医家准确辨证，果断用药。如《温病条辨·解儿难》所说："其用药也，稍呆则滞，稍重则伤，稍不对证，则莫知其乡，捉风捕影，转救转剧，转去转远。"

二、实热疏下，虚热调补

由于小儿脏腑娇嫩，为纯阳之体，有易寒易热、易虚易实的特点。因此小儿发热时，实热证应"热者寒之"，"实热宜疏下"，以清热泻下为治疗原则；虚热证应"虚热宜调补"，以扶正滋阴为治疗原则。如《保婴撮要·发热》言："实热宜疏下，虚热宜调补。"《幼科发挥·心所生病》曰："实热，邪火也，可以水制，可以实折，故以寒治热者，逆治法也；虚热者，真火也，水不能制，寒不能折，唯甘温之剂可以胜之，故以温治虚热者，从治法也。逆之从之，不离乎正。"万全认为实热为邪火，可投"以寒治热"之逆治法，虚热为"真火"，宜投"以温治虚热"之从治法。

三、先固其中，次解其表

小儿如旭日之东升，草木之方萌，治疗小儿发热，因药性多有偏颇，稍有不慎，则易伤津耗气，恐变生他证，因此，治疗宜先培助元气以固其中，次解其表。明代张介宾认为治疗小儿暴感，当"先固其中，次解其表，如此则无伤元气"，可投四柴胡饮和五柴胡饮以培助元气，兼解表散邪。《景岳全书》曰："凡暴感者，极易解散，一汗可愈。但察其气血平和，别无实热等证，或但倦怠昏睡者，则但以四柴胡饮，或五柴胡饮为主，酌儿大小而增减其剂。此法先固其中，次解其表，庶元气无伤，而邪且易散，最为稳当极妙之法。"

四、忌过（服）凉药，中病即止

小儿稚阴稚阳，发病易虚易实，因此治疗时需注意扶助其生气，不可过服凉药，必须用时，中病即止。宋代朱肱的《类证活人书》言："小儿寻常不可过当服凉药，胃冷虫动，其证与惊相类，医人不能辨，往往复进惊药，如脑麝之类，遂发吐，胃虚而成慢惊者多矣。小儿须有热证，方可疏转，仍慎用丸子药利之，当以大黄、川芎等咬咀作汤液，以荡涤蕴热。盖丸子巴豆乃攻食积耳。"认为小儿过服凉药，可变为慢惊风，应力求快速祛邪。明代张景岳的《景岳全书·小儿则·发热》言："虚以正气不足，最宜调补，或兼解邪，虽有发热外证，必不可妄用寒凉，及任意消散克伐等剂。"他还在《景岳全书·小儿则·总论》中记载"急则治其标""不可犯虚虚实实之戒""中病即止，不可过当"的治疗原则。

五、母（哺）乳期患儿，兼治其母

哺乳期的患儿，因食用母亲奶水，若母亲身体健康状况不佳可影响奶水的质量，婴儿食用患病母亲的奶水身体就会出问题。所以治疗哺乳期的患儿，应当兼治其母。明代《保婴撮要·发热》言："盖小儿脏腑脆弱，元气易虚，补泄宜用轻和之剂，庶无变症。若乳下婴儿，当兼治其母，仍参诸热症治之。"《证治准绳·幼科》也言："若乳下婴儿，当兼治其母。"

第二节　给药方法和剂量

一、治法选用

儿科应用中药时，要因人、因病、因时选择中药汤剂、中成药、中药外治法，或单用，或合用，择优选用。针对发热患儿的治疗，一般以汤剂疗效最好，但若患儿呕吐而无法服药可改为直肠给药，如需应急或当同时补液可用静脉给药，伴昏迷者可鼻饲给药等。

小儿汤剂的煎服方法，一般与成人相同。但小儿服药量需比成人小。汤剂处方用药量，一般新生儿用成人量的 1/6，婴儿用成人量的 1/3，幼儿及幼童用成人量的 2/3，学龄儿童用成人量。

二、中药煎服

汤剂煎煮前放水不要太多，一般以浸透后水能淹没药物为适宜。煎出的药液总量，要根据年龄大小来掌握，一般婴儿 30~100 mL，幼儿及学龄前儿童100~150 mL，学龄儿童 200~250 mL。按照患儿每次服药量和病情特点灵活掌握，每日服药可分 3~5 次不等。小儿服药方法也要符合小儿特点与病情需要。服用汤药，对年龄较大的孩子尽量讲清道理，争取他们主动配合。对婴幼儿畏服苦味汤药者，可在汤药中加少量白糖。

若患儿拒服汤药，则只能灌服，固定患儿头手，待患儿张口时，将药匙送入其舌根部，倾倒药液后，听到患儿咽下声再退出药匙。不可捏鼻强灌，免得呛入气管，造成危险。

第三节　内治法

小儿发热的治疗，遵循"实则泄之，虚则补之"的原则。实热证区分病位，别而治之。虚热证，或汗下太过，伤津耗气，致表里俱虚，气不归元，阳浮于外而热者，均应补其虚。明代王肯堂的《证治准绳·幼科·心脏部·发热》言："实中宜分表里，表实宜汗，里实宜下，半表半里宜和解……"现将小儿发热治法论述如下。

一、解表法

解表法是具有发汗解肌、疏风透疹、透邪外出作用的治法，用于外邪犯表的证候。宋代《小儿卫生总微论方》中以惺惺散或红绵散加麻黄治疗小儿发热"里热已去而表热未除"之证。元代曾世荣依仲景法，参照"太阳第一证"论治小儿表热，认为小儿"发热翕翕"者，治以桂枝汤。明代张景岳对于暴感外邪发热者，认为"一汗可愈"。针对小儿表里俱热之发热，采用表里双解之法治疗，如《医宗金鉴·发热门》以双解通圣散治疗："表热之证因外感，脉浮发热恶风寒，头痛身疼而无汗，十神通圣表为先。"双解通圣汤药物组成有麻黄、朴硝、大黄、当归、赤芍、川芎、白术、石膏、滑石、桔梗、栀子、连翘（去心）、黄芩、薄荷、甘草、荆芥、防风、生姜、葱白，水煎服，体现了清里热解表热的治疗思想。

二、清热法

清热法具有清热泻火、凉血解毒、清解里热作用的治法，用于里热实证的证候。明代万全在《育婴家秘·治诸热证》中以治一切热证，清头面，利咽膈的神芎上清丸清头面之热。《医宗金鉴·发热门》言："里热之证因内热，遍身蒸热小便红，面赤唇焦舌燥渴，调胃白虎解毒清。"以调胃承气汤、白虎汤、黄连解毒汤治疗小儿发热内热证，症见遍身蒸热、小便赤、面红、唇焦、舌燥渴。

三、泻下法

《小儿卫生总微论方·诸身热论》言："若小儿积蕴内外，感伤表里，浑身俱热，颊赤口干，小便赤，大便焦黄少者，先以四顺清凉饮子，利动脏腑，热即退矣。"四顺清凉饮子药物组成有当归、大黄、赤芍、甘草，共奏清泻里热作用。元代曾世荣的《活幼心书·明本论·热证》曰："仲景论曰：有翕翕发热，有蒸蒸热，此分汗下之不同……蒸者如熏蒸之甚，主其热在胃也，属阳明三十二证，以调胃承气汤下之，此仲景法也。"以调胃承气汤治疗小儿里热。明代张景岳的《景岳全书》言："今人但见小儿发热，则多言伤食而妄行消导，谬亦甚矣。其或饮食内伤，风寒外感，表里兼病而发热者，亦常有之。然此当察其食之有停无停，酌而治之，亦非可混行消耗。盖恐内本无滞而妄加克伐，则亏损中气，以致外邪难解，则病必滋甚。"认为以泻下法治疗小儿发热时需谨慎，应先查有无饮食停滞，而不是一见发热即行消导，以防损伤中气。

四、消食和胃法

消食和胃法是具有消乳化食、消痞化积作用的治法，用于乳食积滞的证候。消食和胃法较通腑泻下法作用缓和。明代薛氏父子的《保婴撮要·发热》言："有食积为病，亦令寒热，用保和丸消之，若兼呕吐泄泻，用六君子汤。"即以保和丸法治疗食积所致之寒热，以六君子汤治疗兼呕吐泄泻者。消乳化积常用消乳丸，消食化积常用保和丸，通导积滞常用枳实导滞丸，健脾消食常用健脾丸等。

五、补气调中法

补气调中法具有补中益气、补气敛阳作用的治法，用于小儿病后汗下太过，伤津耗气，表里俱虚，气不归元，阳浮于外而发热的症候。《小儿卫生总微论方·诸身热论》曰："微发其汗，表热乃去……此表里俱虚，气不归元，阳浮于外，所以再发热也，但以六神散和其胃气，则收阳归内，身便凉矣。"即以六神散和胃气，治疗小儿汗后体虚阳浮发热。元代曾世荣认为，对于小儿汗后阳浮发热，"宜用温平之药和其里，则体热自除"，其在《活幼心书》言："投钱氏白术散，去木香加扁豆，水煎，及黄芪六一汤、安神散，自然平复。若日久汗多，烦渴食减，脉微缓，喜饮热，可服真武汤，虽附子性温，取其收敛阳气，内有芍药性寒，一寒一温，亭分得宜，用之无不验矣。"临床常用于甘温除热的有参苓白术散、补中益气汤等。

六、气血双补法

气血双补法是通过补气补血的方法来治疗气血亏虚所致发热的一种治法。《保婴撮要》曰："汗后阳虚，阴无所附而热者，用四君汤加芎、归……若只见寒热，起居如常，久而不愈，及大病后，元气未复，悉属阴虚生热，阳虚生寒，宜用八珍汤补之，甚者十全大补汤。"明代董宿的《奇效良方·小儿门·违和说》："小儿虚热者，因患后平复，血气未匀，四体羸弱，时多发热，治宜调气补虚，其热自退，如钱氏白术散、异功散、加四君子汤之类，或未退，人参生犀治之，此为良法。"即以钱氏白术散等治疗病后血气未匀之虚热。

七、滋阴补血法

由于血不能自生，需靠脾胃的滋养化生，历代医家常结合补气。明代秦景明在《幼科金针》中以地黄汤加减治疗大病之后日晡作热、子午即凉。加减地黄汤药物组成有人参、熟地黄、杜仲、白术、白芍、肉桂、牛膝、炙鳖甲等，体现了益气滋阴的治疗方法。《保婴撮要·发热》曰："汗后血虚而热益甚者，六神散加粳米。"即以六神散加粳米治疗汗后血虚发热，体现了健脾养血法。

八、和解法

和解法是通过调和、协调的方式治疗表里间、脏腑间病变的治法，又称和法。和法的内容非常丰富，应用也很广泛，习惯上将和解少阳、调和肝脾、调理胃肠视为和法的应用范围。《伤寒明理论》："伤寒邪气在表者，必渍形以为汗；邪气在里者，必荡涤以为利；其于不外不内，半表半里，既非发汗之所宜，又非吐下之所对，是当和解则可矣。"《医学心悟》："有清而和者，有温而和者，有消而和者，有补而和者，有燥而和者，有润而和者，有兼表而和者，有兼攻而和者，和之义则一，而和之法变化无穷焉。"明代王肯堂的《证治准绳·幼科·心脏部·发热》道："寒多热少者小柴胡汤加桂。热多寒少者白虎汤加桂。寒热相半者并用小柴胡汤主之。"则进一步细化了寒热往来的治法。

第四节　外治法

关于小儿发热外治法，古书中记载较少，清代陈复正在《幼幼集成·发热证治》中记载了疏表法、清里法、解烦法等外治法，治疗小儿发热。现代中医学家通过大量临床实践，表明中医外治法能明显缩短发热时间，减轻患儿的痛苦。

一、针刺法

针刺法是以中医理论为指导，运用各种不同的针具刺入腧穴或刺激腧穴、经络，以达到防治疾病的目的。

1. 毫针疗法　毫针为古代九针之一，是应用最为普遍的针具，适用人体任何腧穴。小儿常见的发热性疾病均可用此法。

常规皮肤消毒后，快速将针刺入穴位，根据患儿病邪的虚实和体征强弱，进行不同的补泻手法，按一定的方向、深浅、节律等使患儿"得气"。

由于小儿不易与医生配合，所以要求医生必须有较熟练的针刺手法，做到迅速进针，缓慢行气，气至病所。给予婴幼儿针刺治疗，一般不予留针，但针百会、四神聪等头部穴位时可适当留针。对能配合的大儿童可适当留针。由于患儿不能确切地诉说针刺时"得气"的感觉，故医生应掌握好指下"气至"的感觉，"得气"后即可出针。

危重患儿不易"得气"，"得气"感较弱，甚至没有针感，并不等于没有治疗效果。小儿针刺的深浅、方向和角度等，应根据患儿年龄、胖瘦、针刺部位而定。一般不宜深刺，对胸背部等内有重要脏器的穴位尤要注意。

2. 三棱针疗法　三棱针疗法又叫放血疗法，古代称"刺血络"疗法，是利用三棱针点刺，使之少量出血的一种方法。对于小儿中暑、高热惊厥及外感发热等急性病具有见效快、操作简单的优点。

操作方法：用常规75%乙醇棉球消毒皮肤，取三棱针或1寸毫针迅速点刺放血部位，挤出绿豆大出血3~5滴后，用无菌棉球在局部按压止血。

目前临床报道针刺退热常用经络有督脉、足少阳胆经、足太阳膀胱经、手阳明大肠经、手太阴肺经、手少阳三焦经为主，常用腧穴为大椎、曲池、外关、合谷、肺俞、少商、列缺、商阳、十宣、耳尖穴等，其中以手太阴肺经的少商、督脉的大椎、手阳明大肠经的合谷最为常用。

二、推拿法

小儿推拿疗法古称小儿按摩，是治疗小儿疾病中医疗法的重要组成部分，它运用各种手法作用于人体一定部位或穴位上，达到退热目的的一种传统方法。小儿推拿能够退热自古即有记载。如《按摩经》中记载"掐总筋，过天河水，能清心经，口内生疮，遍身潮热，夜间啼哭，四肢常掣，去三焦六腑五心潮热病"；《幼科推拿秘书》曰"六腑专治脏腑热，遍身潮热大便结，人事昏沉总可推，去火浑如汤泼雪"；《厘正按摩要术》曰"推六腑，蘸沸汤由斗肘推至阴池，主凉性，病热者多推之"，表示推六腑可以产生寒凉效应。

三、药浴法

中药药浴疗法亦称"水疗"，系中草药加水煎煮，取药液洗浴局部或全身以达到治疗的目的。中药药浴有绿色疗法的美誉，属自然疗法的范畴，是中医诸多外治法中的一朵奇葩。中药药浴最早出现在马王堆汉墓出土的《五十二病方》中，并已载有药浴方8首，《黄帝内经》言"其有邪者，渍形以为汗"，指的就是药浴疗法。宋代钱乙的《小儿药证直诀》有"……身壮热……目赤、小便赤黄、粪稠……浴体法主之"的药浴法记载。小儿因肌肤柔嫩，皮肤亲水性强、含水量高，皮肤角质层薄，因此药物的渗透作用强，利于药物的透皮吸收，可以很好地发挥药浴疗法的治疗作用。

现代医学认为，皮肤是人体最大的器官，不但具有保护机体、调节体温功能，还具有吸收、渗透、感觉、分泌、排泄等功能。皮肤中分布有大量神经末梢及特殊感受器，在受到外界刺激时，通过调节皮肤感受器，改善各组织器官的活动以增强机体的抗病和修复能力。另外，皮肤的排泄、分泌、代谢功能参与毒素及代谢废物的排出。中药熏洗时水的温热作用可使毛孔开放促进药物的穿透、扩散，还可以引起血管扩张，使代谢加快，汗出增多，利于有害物质排出。即中医所云之"开鬼门，洁净府"。

药浴操作：将药物用清水浸泡 30 min，武火煮沸 5~10 min，滤出药液。盛放在适当大小的浴盆中，30~40 ℃时洗浴全身或局部，每次 20 min，以汗出为度，每日 1~2 次。中药药浴根据患儿病性可灵活加减。

四、贴敷疗法

贴敷疗法是中医外治法的一部分，是将药物捣烂，或研末，或制成膏药，加入酒、醋、蜜等辅料调和均匀，贴敷于人体体表某一穴位，通过皮肤吸收或借助穴位、经络的作用达到治疗疾病目的的一种方法。它是一种融经络、穴位、药物为一体的内病外治的方法。穴位贴敷法既有穴位刺激作用及经络的传导作用，又有皮肤对药物有效成分吸收后药理效应，是利用穴位刺激的作用，使传统中药被皮肤吸收，通过穴位发挥通经络、调脏腑的作用，因而具有双重治疗作用。中药贴敷具有给药方便灵活、安全性高、副作用小等特点。

五、中药灌肠法

中药灌肠法是指在中医基础理论指导下选配中药，并以药液或散剂的形式灌注于肠道内以治疗疾病的一种外治法。中药灌肠法最早出现在《伤寒论》，如《伤寒论》篇有"大猪胆汁一枚，泻汁，和少许醋，以灌谷道内，如一食顷，当大便出宿食恶物，甚效"等。近年来由于其具有高效、安全、价格便宜、小儿易于接受等特点，在儿科临床应用越来越广泛。中医认为，肺与大肠相表里，因此灌入直肠的药物通过经脉上输于肺，由肺的宣发输布全身，从而达到治疗目的。现代医学研究认为，直肠黏膜血液循环丰富，吸收能力强，药物通过直肠吸收后，一是通过直肠和肛管静脉，可直接进入大循环，既防止了药物在肝脏中发生变化，又避免了胃和小肠对药物的影响；二是通过直肠上静脉，经门静脉进入肝脏代谢后，可再循环至全身；三是通过直肠淋巴系统吸收后，通过乳糜池、胸导管进入血液循环，提高了生物利用度。且灌肠给药操作简便，患者无痛苦，灌肠所用中药可以通过局部直接发挥清热解毒的作用。

第七章

侯江红学术经验举要

侯江红教授在长期的医疗实践中，博采众家之长，在治疗小儿热病方面，总结出退热八法，内容如下，供读者学习和借鉴。

一、健脾平热法

健脾平热法是指以健脾为主治疗小儿发热的方法。

适应证： 主要用于小儿患某些急性或慢性感染性疾病之后，出现的以反复低热、反复感冒、乏力多汗、纳呆消瘦、面色萎黄、时而泄泻为临床表现的一组综合征。此为外邪侵犯机体，伤及脾胃，外邪虽祛，而脾虚一时难复，形成该证，欲祛诸症，单健脾即可，非健脾而热不平。

辨证要点： 近期有感染病史，反复低热、反复感冒、纳呆多汗。

变法： 依据临床不同情况常配以消食退热法和生津抑热法。

常选药物： 白术、炒扁豆、太子参、黄芪等。

二、消食退热法

消食退热法是指以消食为主治疗小儿发热的方法。

适应证： 常用于婴儿乳食积滞之发热，症见低热、时时而发，纳呆腹胀，夜眠不安，精神不振，舌苔白厚；或一些慢性消耗性疾病引起的疳证发热。此乃中焦脾胃食滞，积而化热所致。当以消食退热，但不可妄投苦寒清热之品。

辨证要点： 发热不甚，时发时止，纳呆腹胀，精神不振，舌苔厚腻。

变法： 常配以渗湿化热法和健脾平热法。

常选药物： 槟榔、虎杖、莱菔子、枳壳、砂仁、牵牛子等。

三、渗湿化热法

渗湿化热法是指以淡渗利湿和（或）芳香化湿为主的解热方法。

适应证： 暑热感冒、暴饮冷食，脾胃湿盛之积滞证。相当于现代医学的肠胃型感冒、中暑及某些消化不良。症见发热不退、纳呆呕吐、腹胀腹泻、小便混浊或黄、舌红苔白腻。此为多种原因造成的湿邪内盛，与热交蒸，热泄不畅而致发热不退。此非淡渗化湿之法而热不解。

辨证要点： 发热或高或低、降而复升、舌苔腻，多伴有消化道症状。

变法： 常合用利尿清热法、消食退热法。

常选药物： 法半夏、砂仁、厚朴、青蒿、苍术、藿香、蔻仁等。

四、发汗解热法

发汗解热法是指以发汗为主的解热方法。

适应证： 主要用于小儿感冒初起之高热无汗、鼻塞或流清涕、咽不红或微红，皮肤可见毛囊收缩（鸡皮样疙瘩），血常规检查的相关数据往往偏低，舌脉可无异常变化。患儿体温多在39 ℃以上，此为风寒外感，寒束肌表，热不外达，内热蒸腾，引起高热。此时不能以高热较甚（较多）而诊断为风热感冒，当以发汗为主，兼清内热，既是高热也当大胆使用辛温发汗之品，使汗出热解。

辨证要点： 高热无汗、皮肤见鸡皮样疙瘩。

变法： 伴大便干结者，合用通腑泄热法。

常选药物： 藿香、羌活、生麻黄、荆芥。

五、通腑泄热法

通腑泄热法是指以清热泻下为主的解热方法。

适应证： 痄腮、颌下淋巴结炎之高热顽固不退伴有大便干结者；口疮之发热便干者。症状除原发体征外，可见高热不退、口臭便干、面红咽赤、舌质红苔厚而燥等症。此为外邪侵袭、燥热内结、腑气不通、热邪上蒸外达所致。此非通腑泄热法而热不泻。

辨证要点： 高热不退、大便数日不解。

变法： 常合用清热解毒、清热凉血之法。

常选药物： 生大黄、牛蒡子、枳壳等，此外婴儿常选番泻叶、牵牛子等。

六、利尿清热法

利尿清热法是指以利尿为主的一种退热方法。

适应证： 主要用于现代医学的秋季腹泻、小儿泌尿系感染引起的发热，包括在中医的"湿热泻、热淋"之发热范畴。症见发热不退、体温或高或低、小便短赤而少、泻下如水注、肛门潮红者。此乃小肠热盛之故，非利尿而热不能清。且利小便又可实大便以止秋泻，因此最常用于秋季腹泻之发热不退者。

辨证要点： 发热不退，体温可高可低，尿少而赤者。

变法： 常配以渗湿化热法。

常选药物： 车前子、猪苓、金钱草、滑石、青蒿等。

七、生津抑热法

生津抑热法是指以养津生液为主治疗小儿发热的方法。

适应证： 该法主要用于小儿患肺炎或某些急性传染性疾病之后，出现的以反复低热、偶咳多汗、舌红少苔为临床表现的一组症候。此为热毒伤津耗液所致。此种发热当以益津生液为法。

辨证要点： 反复低热、舌红少苔。

变法： 临床上常配以健脾平热法。

常选药物： 麦冬、生地黄、百合、黄精、葛根、山药等。

八、镇（定）惊熄热法

镇（定）惊熄热法是指以安神镇惊为主治疗小儿发热的方法。

适应证： 主要用于婴幼儿惊吓之后出现的反复发热、时发时止、夜眠不安、大便质稀色绿。也可用于惊厥引起的反复低热不退，如癫痫后发热等。

辨证要点： 有惊吓病史、发热时作时止、夜眠不安、夜晚哭闹。

变法： 常配以健脾和消食之法。

常选药物： 蝉蜕、僵蚕、菖蒲、钩藤、天竺黄等。

临床篇

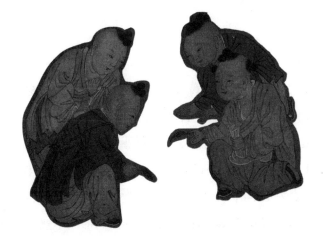

第一章
小儿发热的中医辨证论治

小儿发热首先辨外感和内伤。外感发热起病急，传变快，伴有外感症状，属实证。内伤发热，多病程长，伴有内伤表现，多属虚证。

外感发热为邪气侵袭，治疗以祛邪外出为主；内伤发热为正气虚损，阴阳失调，治疗以扶正及平衡阴阳为主。小儿的发病特点是传变迅速，故治疗小儿发热应审慎果断，快速阻断病情进展。又因小儿发病易虚易实，故虽外感实证也不可大汗或大下，应中病即止；或虽内伤气血虚损，也不可峻补，应以调补为宜。

第一节　　外感发热

一、外感风寒

症状： 恶寒重，发热轻，无汗，鼻塞流清涕，打喷嚏，咽痒咳嗽，精神困乏。年长儿诉头痛，肢体酸痛，舌淡红，苔薄白，脉浮紧。

辨证： 以发热、恶寒、无汗为特点。风寒外感，客于腠理，卫阳被遏，故恶寒、发热、无汗。肺气失宣，外窍不利，故见鼻塞流清涕、咽痒咳嗽等症。

论治： 辛温解表为基本治则。然而小儿为"稚阴"之体，故发汗不宜峻猛，以防伤阴。外感风寒邪气多从皮毛而入，肺气受损而郁闭不宣者，宜在解表药物中加入宣肺之品。小儿脾常不足，外感风寒易碍中焦运化功能，出现外感夹滞，因此在治疗外感发热时常同时佐以消食和胃药物。

方药： 荆防败毒散加减。咳甚者，加白前10g、紫菀12g，宣肺止咳；痰多者，加半夏6g、陈皮6g，燥湿化痰；舌尖红者，加黄芩10g；食欲减退者，加炒麦芽10g、焦神曲10g、炒谷芽10g；素体阳虚者，加党参10g；阴虚者，加减葳蕤汤养阴解表。

临床常见外寒内热者，即表证未解而入里化热，或内有蕴热而复感外寒，症见发热恶寒，无汗，头痛身疼，鼻干唇燥，口渴欲饮，舌红，苔黄。治宜解表清热，方用麻杏石甘汤或柴葛解肌汤加减。

二、外感风热

症状： 发热重，恶寒轻，汗出、热不解，流黄涕，咳稠痰，咽红肿痛，口渴喜饮，躁扰不宁，或困倦思睡，舌红，苔薄黄，脉浮数。

辨证： 发热，恶寒，汗出，脉浮数为辨证要点。风热之邪外感或寒从热化，故发热重，恶寒轻。热邪伤肺卫则流黄涕，咳稠痰，咽红肿痛。热邪伤津则口渴喜饮，热扰神明则躁扰不宁，或困倦思睡。

论治： 以辛凉解表为治则。小儿为纯阳之体，外邪易入里化热，咽喉肿痛者加清热解毒之品；大便秘结者，加清腑泻热之药，以引热下行，有利于体温下降。

方药： 银翘散加减。痰稠而黄者，加黄芩10g、桑白皮10g；热邪较重、咽痛、扁桃体肥大充血者，加射干10g、青黛10g、板蓝根10g；口渴咽干者，加天花粉10g；气分热重者，加生石膏10g、黄芩10g；大便秘结、苔黄或厚者，加全瓜蒌10g、制大黄6g；咳嗽症状较重者，选桑菊饮加减。

三、感受暑热

症状： 壮热，心烦，自汗，身重困倦，烦渴引饮，躁扰不寐，咳嗽不剧，胸闷泛恶，食欲减退，或有呕吐泄泻，或有大便秘结，小便短少，面赤唇红，舌红，苔黄腻，脉数或指纹青紫。

辨证： 以壮热、心烦、口渴为辨证要点，多见于暑热季节。暑为阳邪，灼伤心阴，见壮热，心烦，躁扰不寐；暑邪伤津而见烦渴引饮、小便短少；暑为火邪，火克肺金则见咳嗽，胸闷；暑多夹湿，故身重困倦，呕吐泄泻，苔黄腻。

论治： 以清热解暑为则。使暑祛热降，津液自存。

方药： 清凉涤暑汤加减。热甚心烦者，加黄连6g、淡豆豉6g、栀子10g；泛恶呕吐者，加竹茹10g、半夏6g；不思饮食者，加炒麦芽10g、焦神曲10g、炒谷芽10g等；高热渴甚者，加生石膏30g、人参10g。

四、感受湿热

症状： 身热不扬，日晡热甚，胸闷纳呆，口渴不欲饮水，嗜睡疲倦，头昏身重，大便黏滞不爽，小便短赤，舌淡，苔厚腻，脉濡数，指纹紫滞。

辨证： 以身热不扬、日晡热甚为辨证要点。湿性重浊，外感湿热之邪，郁而化热，阻遏阳气，故见身热不扬，胸闷纳呆，嗜睡疲倦，大便黏滞不爽，湿为阴邪，出现口渴不欲饮水等湿热之象。

论治： 清热除湿，芳香化浊为基本治则。因"治湿不利小便，非其治也"，故论治时应适当加利小便之品，使湿从小便而出，热随湿而祛。

方药： 甘露消毒丹加减。热重于湿，去石菖蒲，加黄连6g；腹痛者，加木香6g，理气止痛；呕吐者，加竹茹10g、半夏6g，降逆止呕。湿重于热，用达原饮加减。

五、少阳经热

症状： 寒热往来，胸胁苦满，心烦喜呕，小便不利，或不渴、身有微热，咽干目眩，舌淡红，脉弦。

辨证： 寒热往来，胸胁苦满为辨证要点。少阳属半表半里，因少阳受邪，枢机不利，正邪纷争，进退于表里之间，正胜则热，邪胜则寒，呈现寒去热来，故寒热往来。少阳气盛，胆热舒张可出现胸胁苦满、心烦喜呕等症。

论治： 和解少阳为基本治则。寒热并用，扶正祛邪，以达和解退热目的。

方药： 小柴胡汤加减。热重者加青蒿10g；呕吐者加竹茹10g、藿香10g；腹疼者，去黄芩，加芍药10g；烦躁无呕吐者，去半夏，加瓜蒌10g；

口渴欲饮者，去半夏，加瓜蒌 10 g，清热生津止渴。

六、瘟疫发热

（一）邪在卫分

症状： 身热，微恶风寒，头痛，微汗或无汗，咳嗽，口渴，舌边及尖红，苔薄白或微黄，脉浮数。

辨证： 以身热、微恶风寒为辨证要点。温病初期，是温热病邪侵犯肺与皮毛所表现的肺卫症状。因肺外与皮毛相合，主一身之表，且肺位最高，与口鼻相通，故出现咳嗽、口渴、微汗或无汗。

论治： 辛凉发汗为基本治则。

方药： 银翘散加减。口渴甚者，加天花粉 10 g；咽喉肿痛者，加玄参 10 g、生地黄 10 g；咳嗽重者，加杏仁 10 g。

（二）邪在气分

1. 邪热犯肺

症状： 发热，汗出，口渴，咳嗽，喘促，胸痛，咯吐黄稠痰，舌红，苔黄，脉数。

辨证： 邪热犯肺，肺热郁蒸，则身热汗出；肺气不降，则咳喘胸痛；痰黄，舌红，为里热之象。

论治： 清热平喘为治则。清泄肺经之热，使肺热得清，咳喘则平。

方药： 麻杏石甘汤加减。若热甚，汗少，可加重石膏用量；若无汗恶寒，可加薄荷 6 g、荆芥 6 g。

2. 邪热犯胃

症状： 壮热，汗出，渴甚，面赤，心烦，舌红，苔黄，脉洪大而数。

辨证： 热邪犯胃，迫津外泄，故壮热，汗出；热伤津液，则渴甚；里热蒸腾，则面赤心烦。

论治： 清热生津为治则。

方药： 白虎汤加减。若高热不退，可加羚羊角粉 2 g 或人工牛黄 1 g。

3. 热结胃肠

症状： 发热烦躁，或日晡潮热，甚则烦躁神昏谵语，腹满疼痛拒按，大便秘结，口干，舌红，苔黄厚，或焦燥起刺，脉沉实有力。

辨证： 以发热烦躁，腹满疼痛拒按，大便秘结为辨证要点。温热之邪与肠中糟粕互结，气机不畅，故见一派阳明腑实证。

论治： 通腑泄热为治则。

方药： 大承气汤加减。

4. 热在营分

症状： 身热夜甚，口干而不甚渴饮，心烦不寐，甚则神昏谵语，见斑疹隐隐，舌红绛，无苔，脉细数。

辨证： 以身热夜甚，心烦不寐为辨证要点。为温热病邪内陷营阴，营阴受损，故身热夜甚，口干而不甚渴饮，心烦不寐；若热入心包，则神昏谵语；舌红绛，无苔，脉细数，均为热入营分征象。

论治： 清营透热为治则。叶天士认为"入营可透热转气"，在转气时透热，防止邪入血分。

方药： 清营汤加减。若神昏谵语者，为热入心包，用清宫汤加减；若神昏抽搐，为肝风内动，加服紫雪散；舌绛苔黄者，为气营两燔，用加减玉女煎；斑疹隐隐者，用化斑汤加减。

5. 热入血分

症状： 高热不退，躁扰不安，夜间加重，神昏谵狂，吐血，衄血，便血，尿血，斑疹密布，舌深绛，脉细数。

辨证： 高热不退，神昏谵狂及出血症状为辨证要点。为邪热深入血分而引起耗血动血的证候。若心包受邪，则神昏谵语；肝风内动，则抽搐。

论治： 凉血止血为基本治则。

方药： 犀角地黄汤加减。若斑疹密布，用化斑汤加减；神昏谵语者，加至宝丹；抽搐者，加钩藤 10 g、地龙 10 g、羚羊角粉 2 g，另服用紫雪丹。

第二节　内伤发热

一、食积发热

症状：身热夜甚，肚腹、手心热甚，夜卧不安，食欲减退或拒食，或有嗳腐恶心，呕吐酸馊乳食，脘腹胀满，疼痛拒按，便秘，或大便秽臭，舌红，苔腻，脉沉滑，指纹紫滞。

辨证：身热夜甚，肚腹、手心热为辨证要点。乳食内积，气机郁滞，故脘腹胀满，疼痛拒按。中焦积滞，胃失和降，则食欲减退或拒食，呕吐酸馊乳食；中焦郁积化热，则肚腹、手心热甚。

论治：消食导滞为治则。但小儿脾常不足，消导之剂不可过猛，以防伤正，故应适当运用运脾之品；食积日久，积热内蕴，应佐清热之药。

方药：保和丸加减。呕吐者，加藿香10g；泄泻者，去莱菔子，加炮姜6g；脘腹胀满疼痛者，加木香6g、厚朴6g；大便秘结者，加枳实10g、厚朴6g，或加用小承气汤。

二、惊恐发热

症状：发热不甚，昼轻夜重，伴颜面发青，睡梦虚惊，心悸，舌红，苔黄或黄腻，脉弦数，指纹青紫。

辨证：发热不甚，睡梦虚惊为辨证要点。小儿骤受惊吓后，心气不宁，心火上炎，引动肝火，郁而发热，症见发热不甚，昼轻夜重，睡梦虚惊等。

论治：镇惊安神，清热平肝为治则。使心气安宁，肝风内停，则惊热自止。

方药：镇惊醒脾散加减。

三、气虚发热

症状：发热，倦怠乏力，气短懒言，恶风自汗，食少，便溏，面色萎黄，舌淡，苔薄白，脉细弱，指纹淡红。

辨证：发热伴气虚为辨证要点。脾气虚，则中气下陷，清阳不升，见倦怠乏力，便溏，并郁而发热。气虚不固，则恶风自汗；肺气虚则气短懒言；气虚致血虚不能上荣于面，则面色萎黄。

论治：健脾益气为主。该病发热的关键在中气不足，故治热之法不在清热，而应甘温除热。

方药：补中益气汤加减。自汗较多者，加牡蛎 15 g、浮小麦 15 g、糯稻根 15 g，固表敛汗；时冷时热、汗出恶风者，加桂枝 6 g、芍药 10 g，调和营卫；脾虚湿盛而见胸闷脘痞、舌苔白腻者，加苍术 6 g、茯苓 10 g、厚朴 6 g，健脾燥湿。

四、阳虚发热

症状：发热，形寒畏冷，四肢不温，两颧发红，蜷卧神疲，纳少便溏，面色㿠白，口不渴或喜热饮，舌淡胖，或边有齿痕，苔白润，脉沉细无力，指纹青红。

辨证：以发热、形寒畏冷、四肢不温为辨证要点。久病阳虚，阴盛于内，格阳于外，虚阳外越，故发热，形寒畏冷，四肢不温，两颧发红；阴寒内盛，故口不渴或喜热饮。

论治：温阳散寒为基本治则。关键在于温补阳气，引火归元。即"寒淫于内，治宜甘温"。

方药：附桂理中丸加减。汗多者，加五味子 6g。若病情进一步进展，出现大汗如珠，脉细欲绝，宜回阳救逆，益气固脱，用参附汤加龙骨 15 g、牡蛎 15 g、五味子 6 g。

五、血虚发热

症状：发热夜甚，头晕眼花，身倦乏力，心悸，口渴咽干，面白少华，唇甲色淡，大便燥结，舌淡，苔薄白，脉细弱，指纹淡红。

辨证：以发热夜甚兼血虚为辨证要点。由各种原因导致血少阴亏，虚阳独盛，故发热夜甚；血不养心，则心悸；面白少华、唇甲色淡等均为血失所养之症。

论治： 养血益气为主。气为血之帅，气能生血，故养血之中必加益气之品。

方药： 圣愈汤加减。发热较甚者，可加银柴胡10 g、白薇10 g，清退虚热；由慢性失血所致的血虚，若仍有少许出血者，可酌加三七粉3 g、仙鹤草6 g、茜草10 g、棕榈皮10 g等止血。

六、阴虚发热

症状： 午后发热，五心烦热，少寐多梦，心悸，盗汗，两颧潮红，口干咽燥，舌红，或有裂纹，苔少甚至无苔，脉细数。

辨证： 午后发热，五心烦热，盗汗为辨证要点。因久热伤阴，或阴虚耗津，虚火蕴蒸，故发热、盗汗；阴虚火旺，消耗体内津液，故口干咽燥。

论治： 养阴清热为主。使阴阳相济则虚热可除；忌用苦寒伤阴之品。

方药： 秦艽鳖甲汤加减。盗汗较甚者，加浮小麦15 g敛汗；阴虚较甚者，加玄参10 g、生地黄10 g，滋养阴精；失眠者，加酸枣仁10 g、柏子仁10 g、夜交藤10 g，养心安神；兼有气虚而见头晕气短、体倦乏力者，加北沙参10 g、麦冬10 g、五味子6 g，益气养阴。

七、瘀血发热

症状： 夜晚发热，或心烦，自觉身体某些部位发热，口燥咽干，但不多饮，皮肤甲错，面色萎黄或晦暗，舌青紫或有瘀点、瘀斑，脉涩，指纹紫滞。

辨证： 以夜晚发热及瘀血内结为辨证要点。瘀血内结，扰乱意识，故夜寐不安，心烦。瘀血于局部，则舌青紫或有瘀斑。

论治： 活血化瘀为治则。使瘀血去，血流通畅。但气为血之帅，活血应配行气之品。

方药： 血府逐瘀汤加减。若伴恶寒、怕冷者，加桂枝6 g、羌活10 g；伴气短乏力者，加党参10 g、白术10 g。

八、营卫不和发热

症状： 发热恶风，自汗出，或热势时高时低，乏力身倦，易感冒，舌淡，苔薄白，脉浮数，指纹淡。

辨证：以发热恶风，自汗出为辨证要点。因内伤营卫，营卫虚弱，卫外失守，阳浮而阴弱，则发热恶风；阴阳相争，则热势时高时低；腠理疏松则自汗出，易感外邪而常伴外感表证。

论治：调和营卫为基本治则。兼表证者慎用汗法，旨在调和营卫，使营阴得充，卫气固，则可热退表解。

方药：柴胡桂枝汤加减。汗多者，加黄芪 10 g、浮小麦 15 g、龙骨 15 g、牡蛎 15 g；便秘者，加当归 10 g、肉苁蓉 10 g；纳呆者，加炒谷芽 10 g、神曲 10 g、炒麦芽 10 g。

第二章
新生儿发热性疾病

第一节　胆红素脑病（痉挛期）

胆红素脑病是指胆红素引起脑组织的病理损害，除大脑基底核、视丘下核等神经核被黄染外，大脑皮质、脑膜和血管内膜等处也有波及。如不及早防治可遗留后遗症或死亡。中医将本病称为胎黄或胎疸。胆红素脑病痉挛期一般发生在胆红素脑病 1 d 后。

一、病因病机

未与白蛋白结合的胆红素呈游离状态，相对分子质量小，能透过血脑屏障进入脑细胞，使脑细胞内的线粒体氧化磷酸化的偶联作用脱节。因此，脑细胞的能量产生受到抑制，脑细胞受损。

中医认为形成胎黄的病因很多，主要为胎禀湿蕴，由于孕母素蕴湿盛或内蕴湿热之毒，遗于胎儿，或因胎产之时，出生之后，婴儿感受湿热邪毒所致。若孕母体弱多病，气血素亏，可致胎儿先天禀赋不足，脾阳虚弱，湿浊内生；或生后为湿邪所侵，湿从寒化，寒湿阻滞。还有小儿禀赋不足，脉络阻滞，或湿热蕴结肝经日久、气血郁阻，均可形成本病。

胎黄的病变脏腑在肝胆、脾胃。其发病机制主要为脾胃湿热、寒湿内蕴，肝失疏泄，胆汁外溢而致发黄，久则气滞郁积。若湿热或寒湿邪毒内攻脏腑，毒陷心包，外窜肌腠，则黄疸可快速加重，扰乱神明而致发热、抽搐的胎黄动风，甚或元气暴脱的苔黄脱证。

二、临床表现

临床上胆红素脑病的发生概率与血清胆红素的浓度密切相关。一般认为胆红素阈值在 307.2 μmol/L 以上极易发生胆红素脑病，但当早产、窒息、呼吸困难或缺氧、严重感染、低白蛋白血症、低血糖、低体温、酸中毒或体重低于 1.5 kg 时，血清胆红素低于临界值，甚至低至 68.4 μmol/L 亦可发生胆红素脑病。一般于重症黄疸发生后 12~48 h 出现，可持续 12~24 h，最长不超过 48 h，预后差。约 75% 的小儿死于呼吸衰竭，血清未结合胆红素超过 427.5 μmol/L。主要临床特点是发热、痉挛和角弓反张。首先出现发热，体温一般在 38~40 ℃，随后出现痉挛。轻者表现为双目直视、凝视或上翻，为时很短；较重者双手握拳，双臂伸直、外展强直；严重者表现为头向后仰，角弓反张，抽搐或持续强直性痉挛状态，常伴有眼球旋转或向下视，明显的面部和肢体抽动，哭声尖，呼吸不规则，呼吸困难。

三、临床诊断

（一）诊断要点

诊断要点主要是检测血清总胆红素浓度，一旦发现胆红素浓度超过 256.5 μmol/L，就应密切注意神经系统症状的出现。

（二）鉴别诊断

确诊胆红素脑病后，可根据胆红素性质区分为高未结合胆红素血症、高结合胆红素血症或混合性高胆红素血症，并进一步依据临床表现及有关实验室检查确定病因。

四、辨证论治

胎黄动风

症状： 发热，身黄、目黄如金，逐渐加重，神萎嗜睡，尖叫，呕吐，两目凝视，口角抽动或全身抽搐，舌暗红，苔黄腻或白腻，指纹紫滞。

辨证：肝胆湿热邪盛，引动肝风。湿热或寒湿邪毒蕴结而致发热；外窜肌腠，则黄疸加重，内攻脏腑，毒陷心包，扰乱神明，则神萎嗜睡；引动肝风则抽搐。

论治：平肝熄风，清热退黄。

方药：羚角钩藤汤合茵陈蒿汤加减。

五、其他疗法

（一）中成药疗法

紫雪丹　用冷开水调服，0.1~0.2 g/次，1次/d，有清热解毒、镇痉开窍的作用。

（二）西医疗法

（1）降低血清胆红素：苯巴比妥酶诱导剂，5 mg/（kg·d），分2~3次服，连服3~5 d。

（2）大剂量丙种球蛋白：1 g/kg，6~8 h持续静脉滴注。

（3）减少游离的未结合胆红素：白蛋白1 g/kg加葡萄糖10~20 mL，静脉滴注，心力衰竭者禁用。如无白蛋白可用血浆25 mL/次，静脉滴注，1~2次/d。

（4）光照疗法：光疗只适用于未结合胆红素增高的患儿，它比药物疗法迅速，可两者同时应用。

（5）换血疗法：是治疗高胆红素血症最迅速的方法。主要用于重症母婴血型不合的溶血病。

六、预防

1. **产前预防**　做好产检，尽量预防早产和难产。预防孕妇感染，治疗孕妇疾病，对可疑溶血病史者，可检测孕妇血清抗体滴定度等，做好血浆置换准备。临产前不可滥用维生素K和磺胺类药物。

2. **产后预防**　新生儿不宜使用维生素K_3、磺胺类及水杨酸等药物；若黄疸发生早、进展快应及早给予白蛋白、血浆置换等，减少游离胆红素通过血脑屏障的风险性，同时给予光疗；新生儿高未结合胆红素增高时，常常并存有窒息、低氧血症、酸中毒等，可影响血脑屏障通透性，及时纠正，可减少发展成胆红素脑病的危险性。

第二节　新生儿感染性肺炎

新生儿肺炎是新生儿期常见的呼吸系统疾病，以不典型临床表现及弥漫性肺部病变为特征。该病病死率高，需及早诊断和治疗。主要分为吸入性肺炎及感染性肺炎两大类，出现发热症状的多为感染性肺炎。本节只讨论感染性。

该病归属于中医"乳子喘咳""乳嗽""肺风痰喘"等范畴。《婴童百问》言："此名乳嗽，实难调理，亦恶症也。"

一、病因病机

感染性肺炎分为出生前感染和出生后感染。

1. **出生前感染**　多为母亲有感染，病原通过胎盘血行传至胎儿。羊膜早破、羊水污染，胎儿宫内吸入污染的羊水或胎儿娩出时吸入产道中污染的分泌物也可感染。

2. **出生后感染**　多为患儿与呼吸道感染患者接触，患脐炎、败血症等经血行播散，或医源性感染。病原体以 B 组溶血性链球菌、金黄色葡萄球菌、大肠杆菌及巨细胞病毒、呼吸道合胞病毒等多见。医源性感染可由绿脓杆菌、厌氧菌及某些致病力低的细菌引起。

中医认为该病内因责之小儿先天胎元不足，或因小儿刚出生形似芽儿，气血未壮，肺脏娇嫩。外因多因外感风寒，或内呛乳食所致。小儿脏腑娇嫩，形气未充。卫外功能未固，加之调护不周，易为外邪所侵。影响肺气的宣发与肃降，致使气机升降失调，使肺气郁闭所致，故见体温升高或稍低，哭声低弱，口吐白沫；肺气上逆，故见咳嗽气急。

二、临床表现

1. **宫内感染** 婴儿出生时常有窒息，复苏后呼吸快，常伴呻吟，体温不稳，无咳嗽，憋气，呼吸暂停，黄疸，肺部听诊多数有啰音，呼吸音粗或降低。严重者出现呼吸衰竭。

2. **产时感染** 一般经过一段潜伏期发病，肺炎发作时有呼吸暂停、肺部啰音，严重者出现呼吸衰竭。衣原体感染者常在出生后 3~12 d 发病。细菌感染者常在出生后 3~5 d 发病，可伴败血症。

3. **生后感染** 起病较晚，症状较典型，有鼻塞、咳嗽、气促，足月儿常发热，但体温也可正常，早产儿体温可不升，肺部可听到湿性啰音。

三、临床诊断

（一）诊断要点

（1）有胎粪吸入或有感染史。

（2）拒奶，发热或体温不升，口吐白沫，哭声低，面色灰白，鼻唇或口周暗紫（半数患儿可有咳嗽），鼻翼煽动，呼吸浅快、不规则或暂停，吸气末可在肺部听到捻发音，心音低钝，心率快。

（3）X 线胸片早期可有肺纹理增粗或透光度增强，以后有斑片状阴影，可伴有肺不张、肺大疱或液气胸等。

（二）鉴别诊断

1. **羊水吸入** 出生时有窒息史，复苏后代偿性呼吸急促，随病情好转短期内呼吸趋于正常。若呼吸急促不消失，且出现发热、外周血白细胞增多等，则继发肺炎的可能性大。

2. **新生儿湿肺** 多见于足月儿，尤其是剖宫产儿，或孕母有服过多镇静剂史者。新生儿出生后 3~6 h 出现呼吸急促，症状轻，病程短，一般 1~2 d。X 线片示肺纹理增粗，肺间质和肺泡积液征，大部分 2~3 d 吸收。

3. **新生儿肺透明膜病** 多见于早产儿，由于缺乏肺表面活性物质，出生后 12 h 内出现呼吸窘迫，病情进行性加重，1~2 d 达高峰，预后不良。常需辅助呼吸，

X 线片示通气不足，有网状颗粒及支气管充气影，肺不张。

四、辨证论治

本病的治疗以解毒宣肺，止咳化痰为总原则。根据病因、病性及轻重的不同，采用相应的治疗方法。初生之儿，体质柔弱，病情变化迅速，在治疗过程中，必须时时顾护扶助正气。

邪毒内闭

症状：发热，咳嗽，气急痰鸣，吮乳困难，口唇微紫，点头呼吸，舌红，苔黄，指纹紫红。

辨证：本证多由于热毒闭郁肺脏所致。肺为邪闭，不得宣降，其气上逆，故见咳嗽气急。热灼肺津，痰涎上涌，故见喉中痰鸣。气机不畅，血运不调，故见口唇微紫。

论治：清热解毒，止咳化痰。同时配合护阴益气之品。

方药：麻杏石甘汤加减。热重者，加鱼腥草 3 g；气短者，加人参 3 g；口干者，加麦冬 3 g、白芍 3 g；黄疸者，加茵陈 3 g、车前子 5 g。

五、其他疗法

（一）中成药疗法

1. 百咳宁颗粒　具有清热止咳化痰的功效。适用于新生儿肺炎肺热咳嗽者。每次 1/3 包，3 次 /d。

2. 小儿咳喘灵口服液　具有宣肺清热，止咳平喘的功效。适用于新生儿肺炎肺热咳喘者。每次 3 mL，3 次 /d。

（二）西医疗法

1. 一般治疗

（1）保暖：使皮肤温度保持在 36.5 ℃左右，早产儿和体温不升者应置暖箱内。

（2）营养：病情轻者宜少量多次喂奶，不宜过饱，防止呕吐及吸入。重症患儿鼻饲喂奶；不能进食者，需补充氨基酸液及脂肪乳。

（3）液量：一般为 60~80 mL/（kg·d）。

2. 呼吸道管理

（1）翻身和体位引流：合理的体位对分泌物排出至关重要。根据病情每 2~4 h 翻身 1 次，如有肺不张时，可将有肺不张的一侧位于上方侧卧位，以利于分泌物的排出。

（2）叩背：用腕力分别轻叩双侧腋下、肩胛下及肩胛间等部位，频率 200 次 /min，每个部位叩 1~2 min。

（3）吸痰：每翻身叩背及雾化后应吸痰，无菌操作，从口咽部开始，然后再吸净鼻腔内分泌物，每次 20 s。

（4）雾化吸入：可使气管内分泌物稀释，容易排出。雾化液可用布地奈德雾化液 0.5 mg/ 次加生理盐水 2 mL，稀释后雾化吸入，每次不超过 5 min，1~2 次 /d。

3. 供氧　酌情采用鼻管、面罩或头罩给氧。鼻管氧流量 0.5 L/min，面罩氧流量 1~2 L/min，头罩氧流量 5~8 L/min，以维持动脉血氧分压 8~11 kPa 或青紫消失。如不能纠正低氧血症，可应用持续气道正压（CPAP）呼吸。

4. 抗生素选用　针对病原菌选择用药。常用抗生素为青霉素、氨苄青霉素，重症感染可选用头孢类抗生素。

5. 支持治疗　危重患儿可少量多次输血或输血浆，每次 5~10 mL/kg。

6. 对症治疗

（1）镇静：烦躁不安或惊厥时用镇静药，如苯巴比妥、安定等。

（2）退热：发热者给予物理降温，如冰袋等。

（3）纠正酸中毒：呼吸性酸中毒主要靠改善通气纠正，合并代谢性酸中毒时可酌用碱性液，及时纠正低血糖或低血钙。

第三节　新生儿败血症

新生儿败血症是指病原体侵入血液并生长、繁殖、产生毒素而造成的全身性炎症反应。常见的病原体为细菌，但真菌、病毒或原虫等也可致本病发生。本节只讨论细菌性败血症。新生儿败血症占活产新生儿的 0.1%~1.0%，占极低出生体重儿的 16.4%，病死率为 13%~50%，应高度重视。若细菌短暂侵入血循环，临床无明显毒血症症状者，可称菌血症。但若母产时发热、白细胞增高、胎膜早破（> 12 h），早产儿或伴有先天异常儿，其发病率可明显增高。

本病属中医"胎热""胎毒""走黄"等范畴。《小儿药证直诀》说："生下有血气，时叫哭，身壮热如淡茶色，目赤，小便赤黄，粪稠。"《证治准绳》说："降生之后，旬日之间……遍体壮热，小便赤色，大便不通，时复惊烦，此因胎中受热，或误服温剂，致冷热蓄于内，熏蒸胎气，故有此证。"即认为此病为胎毒熏蒸导致，并对该病的症候进行了详细的描述。

一、病因病机

新生儿细菌性败血症，不同地区的发病时间病原菌不同，在我国，早发性以 G^- 杆菌多见，尤其以大肠杆菌最常见。晚发性于出生 7 d 后发病，系产后感染所致，以 G^+ 球菌，特别是金黄色葡萄球菌占优势，可在新生儿室暴发流行。此外，表皮葡萄球菌日益增多，厌氧菌及机会菌感染也有增加趋势。病原菌入血是否引起败血症，除受病原菌种类及毒力影响外，还与新生儿自身的免疫特点有关。

中医认为，该病主要是毒邪侵入营血所致。新生儿脏腑娇嫩，气血未充，卫表不固，易被毒邪侵袭。毒邪蕴积化热化火而见发热、烦躁。邪毒入营伤络则见皮肤、黏膜出血；邪毒内陷心包，则见抽搐、神昏。湿热熏蒸于外，则见皮肤、面目发黄；若正虚邪陷，正不胜邪，则见神疲蜷卧面色苍白或青灰，体温不升，手足逆冷，甚或气息微弱、脉微欲绝的危证。

二、临床表现

新生儿败血症早期缺乏"典型"表现，主要症状为少吃或吮吸无力、哭声低微、少动、反应低下、发热或体温不升、黄疸迅速加重等。上述症状并非同时出现，亦非一定全部出现，对未成熟儿及初生数日内的新生儿有上述可疑感染病史者，仅有1~2个症状出现时即应引起重视。如出现以下较特殊表现时，常提示有败血症之可能。

（一）全身表现

1.体温改变　可有发热或低体温。

2.黄疸　有时是败血症的唯一表现，严重时可发展为胆红素脑病。

3.休克表现　四肢冰凉，伴花斑，股动脉搏动减弱，毛细血管充盈时间延长，血压降低，严重时可有弥漫性血管内凝血（DIC）。

4.其他表现　少吃、少哭、少动、面色欠佳、四肢凉、体重不增或增长缓慢。

（二）各系统表现

1.皮肤、黏膜　硬肿症，皮下坏疽，脓疱疮，脐周或其他部位蜂窝织炎，甲床感染，皮肤烧伤，瘀斑、瘀点，口腔黏膜有挑割损伤。

2.消化系统　厌食、腹胀、呕吐、腹泻，严重时可出现中毒性肠麻痹或坏死性小肠结肠炎（NEC），后期可出现肝、脾肿大。

3.呼吸系统　气促、发绀、呼吸不规则或呼吸暂停。

4.中枢神经系统　易合并化脓性脑膜炎。表现为嗜睡、激惹、惊厥、前囟张力及四肢肌张力增高等。

5.心血管系统　感染性心内膜炎、感染性休克。

6.血液系统　可合并血小板减少、出血倾向。

7.泌尿系统　出现尿路感染。

8.其他　骨关节化脓性炎症、骨髓炎及深部脓肿等。

三、辅助检查

（一）细菌培养

1.血培养　应在应用抗生素之前做血培养，同时做 L 型细菌和厌氧菌培养可提高阳性率。

2.脑脊液培养　约有 1/3 的败血症病例合并化脓性脑膜炎，故做腰穿者均应做脑脊液培养。

3.尿培养　最好从耻骨上膀胱穿刺取样本，以免污染。

4.其他　胃液、咽拭子、肺泡灌洗液等均可做细菌培养，若培养出细菌和血培养一致则意义更大。但因新生儿抵抗力低下，故即使血培养中培养出机会致病菌也应重视，阴性结果不能排除败血症。

（二）直接涂片找细菌

肝素血离心后吸取白细胞层涂片找细菌；脑脊液直接涂片找细菌意义更大。

（三）急相蛋白

C 反应蛋白（CRP）、触珠蛋白、α1- 酸性糖蛋白等在急性感染早期可增加。C 反应蛋白在细菌感染后 6~8 h 即上升，最高值在正常值的数百倍以上。当感染被控制后，短期内数值即可下降，因此还有助于疗效观察和预后判断。

1.病原菌抗原检测　采用对流免疫电泳、酶联免疫吸附试验等方法用于血、脑脊液和尿中致病菌抗原检测。

2.外周血常规　白细胞杆状核粒细胞 ≥ 20% 的中性粒细胞数，白细胞总数 < $5.0 × 10^9$/L 或出生 3 d 后 > $20 × 10^9$/L，或血小板 < $100 × 10^9$/L。

四、临床诊断

（一）诊断要点

本病的症状缺乏特异性，早期诊断有一定困难。凡遇母亲孕期有感染史、出生时有消毒不严、产程延长、胎膜早破及羊水污染，出生后有皮肤、黏膜损伤或感染（如脐炎、脓疱疹）的新生儿，结合临床表现，应考虑本病的可能。

确定诊断标准：具有临床表现并符合下列任一条：①血培养或无菌体腔内

培养出致病菌；②如果血培养标本培养出条件致病菌，则必须与另次（份）血，或无菌体腔内，或导管头培养出同种细菌。

（二）鉴别诊断

应和新生儿肺炎、新生儿溶血病、新生儿颅内出血等鉴别。

五、辨证论治

本症在临床中应先辨其虚实。若起病急，突然壮热，黄疸，舌红，苔黄，甚至出现紫斑，为邪毒炽盛、气血两燔，治疗以清热解毒凉血为主；若毒热传营，耗伤津液，则持续发热午后热甚，治以养阴清热解毒；若体温不升，不吃不哭，四肢厥冷，为正虚邪陷，治以扶正祛邪为主；至疾病后期气阴两虚，治以益气养阴、清解余毒。新生儿脏腑娇嫩，专予祛邪则易伤正，纯扶正则易恋邪，故须扶正祛邪兼顾。

1. 邪毒炽盛

症状： 起病急，壮热，烦躁，甚至神昏惊厥，皮肤黏膜可见黄疸或瘀点，腹胀，肝、脾大，大便干结，小便黄，舌红绛，苔黄，指纹紫滞。

辨证： 邪毒炽盛，正邪相搏，则高热烦躁；若湿热蕴结，则皮肤黄染；若热入营动血，则见瘀点；热闭心包，引动肝风，则神昏惊厥。

论治： 清热解毒凉血为主。治疗中应注意祛邪不伤正。

方药： 清瘟败毒饮加减。神昏抽搐者，加安宫牛黄丸或至宝丹；黄疸重者，加茵陈 3 g、大黄 1.5 g；苔黄厚腻者，加茵陈 1.5 g、滑石 3 g、藿香 1.5 g、竹茹 1.5 g；高热者，加羚羊角 0.2 g，或紫雪丹；高热惊厥者，加琥珀 3 g、僵蚕 3 g、蝉蜕 1 g、地龙 3 g。

2. 热邪伤阴

症状： 发热稽留，午后热甚，口干舌燥，烦躁或神倦少动，舌光少苔，指纹淡紫。

辨证： 邪热伤阴，则发热稽留，午后热甚；虚火上炎，则口干舌燥，舌光少苔。

论治： 养阴清热解毒。热邪外透，气营两清，并防入血分。

方药：清营汤加减。气阴两虚者，加人参 3 g、石斛 1.5 g；有皮肤病灶者，加赤芍 3 g、蒲公英 3 g。

3. 正虚邪陷

症状：体温不升，四肢厥冷，精神萎靡，皮肤苍黄或有瘀点，不吃少动，气息微弱，舌淡，苔薄白，指纹不显或淡红。

辨证：病重或久病正不胜邪，邪毒内陷，则精神萎靡，不吃少动；阳气衰败，气不摄血，则体温不升，四肢厥冷，则舌淡、苔薄白等。

论治：温阳扶正祛邪。若气息微弱，昏睡，乃正气不支，心阳欲脱，宜回阳救逆。

方药：四逆汤加减。必要时先用独参汤或参附汤益气回阳救逆，再清热解毒。气息微弱者，加黄芪 3 g、川芎 1.5 g、当归 3 g；有瘀点或肝脾大者，加赤芍 3 g、川芎 1.5 g、红花 3 g。

4. 余邪留恋

症状：低热或间歇发热，或夜间发热，嗜睡或烦躁哭闹，少吃，面色苍黄或苍白，尿黄少，唇干，舌红少津，苔薄黄或薄白，指纹淡或紫滞。

辨证：见于疾病恢复期。辨证时需辨气阴损伤的轻重及余邪的多少，以指导用药。

论治：益气养阴，清热除烦。

方药：生脉饮合竹叶石膏汤加减。低热、烦躁、少吃者，加地锦草 3 g；汗多者，加黄芪 3 g、钩藤 3 g、蝉蜕 1.5 g；口舌糜烂者，加鲜石斛 1.5 g、天花粉 3 g。

六、其他疗法

（一）中成药疗法

紫雪丹　用于高热惊厥者；至宝丹，用于神昏、痰热内闭者；安宫牛黄丸，用于发热、昏迷、抽搐者。

（二）中药灌肠疗法

黄连、栀子、地龙、僵蚕、蝉蜕、琥珀等，浓煎，保留灌肠，2 次 /d，

30~60 mL/次，连用 3 d。

（三）西医疗法

1. 病因治疗及病灶清除　根据细菌培养及药敏试验结果选用有杀菌作用的抗生素。如 G⁺ 菌选用青霉素类；G⁻ 菌选用氨苄青霉素、氨基糖苷类或第 2、第 3 代头孢菌素。在病菌不明确时可选用抗菌谱较宽的药物。重症感染可联合用药，但应注意由此引起的菌群紊乱及二重感染。为尽快达到有效血药浓度应采用静脉途径给药。疗程视血培养结果、疗效、有无并发症而异，一般 7~14 d，有并发症者应治疗 3 周以上。局部有脐炎、皮肤化脓灶、口腔黏膜溃烂等应做相应处理，切断感染源。

2. 免疫治疗　可直接补充新生儿血中的各种免疫因子及抗体，增强免疫功能，促进疾病康复。方法包括多次小量输入新鲜全血或血浆，换血疗法，粒细胞输注，以及免疫球蛋白、免疫核糖核酸治疗等。

3. 补充营养维持体液平衡　应保证热量供应，及时纠正水、电解质和酸碱代谢紊乱。

4. 对症治疗　采用物理方法使患儿保持正常体温。发绀时可吸氧。有循环障碍者应补充血容量并用血管活性药物。烦躁、惊厥时可用镇静止惊药。有脑水肿时应用脱水剂。

七、预防

（1）做好产前保健，及时治疗孕妇感染。

（2）产时做到无菌操作。对难产及羊水污染严重的新生儿可用抗生素治疗。

（3）新生儿出生后尽量避免感染，如口中"马牙"不可挤压，口中的脂肪垫不可切割。与新生儿接触的人（产妇、医护人员等）均应先洗手，这是切断感染途径的重要方法。做好皮肤、黏膜（脐带、口腔黏膜等）护理，一旦发现皮肤化脓感染儿应立即与正常儿隔离，医疗器械应严格消毒处理，避免医源性感染。

（4）提倡母乳喂养。

第四节　新生儿细菌性脑膜炎

新生儿细菌性脑膜炎是新生儿期由细菌引起的最常见的一种颅内感染性疾病，病情凶险，但若治疗及时可见效。因此，早期诊断和治疗该病十分重要。该病大多由于新生儿败血症引起，少数病例细菌从耳、颅骨裂、脊柱裂、脑脊膜膨出、皮肤黏膜、黏膜窦道直接进入脑膜引起炎症。早产儿更易发病。

以大肠杆菌（多含有 K1 抗原）、金黄色葡萄球菌和表皮葡萄球菌引起的最为多见，其他也有由变形杆菌、克雷白杆菌、绿脓杆菌和不动杆菌引起的脑膜炎，至于脑膜炎双球菌、流感杆菌、李司特菌则很少见。

根据其临床表现，本病归属于中医"温病""急惊风"范畴。

一、病因病机

本病为感受外来热毒，正气虚弱，无力抗邪，热毒循经上犯清窍，精明失主，除出现热毒炽盛之发热、烦躁、口渴等症外，常见昏迷、嗜睡、精神萎靡等症。后期，若治疗及时，热清病退。也有热毒虽清，脑窍闭塞，瘀阻水停而发为脑积水，或遗留癫痫、失明、面瘫等后遗症者。

二、临床表现

1. 发热　早期症状与败血症相似，主要为体温不稳，足月儿多表现发热，早产儿则体温不升。

2. 黄疸　其他症状有神萎、不哭、拒乳、面色苍灰、黄疸加深。此时必须仔细观察病情发展，如发现烦躁不安、两眼凝视或闭眼嗜睡，提示发生脑膜炎的可能。

3. 惊厥　开始时可能只有眼睑或嘴角轻微抽动，以后出现指（趾）抽动或肢体抽搐。肌张力增强或低下，病情可能迅速恶化，表现呼吸不规则、暂停或衰竭。

4. 休克　有时皮肤出现花纹，血压下降而致休克。新生儿由于囟门和骨缝未闭合，颅内压增高的征象出现较晚。

三、临床诊断

（一）诊断要点

（1）母亲围生期有感染史、早产、胎膜早破等高危因素。

（2）脑脊液检测：任何可疑有败血症的新生儿，均需做脑脊液检测。化脓时脑脊液压力增高，外观混浊或为脓样。细胞数明显增多，中性粒细胞占绝大多数，糖定量减低，蛋白显著增加。脑脊液涂片可检得病原菌。

（3）血培养阳性结果有助于脑膜炎的诊断。

（4）其他检测：颅骨透照、头颅 B 超和 CT 的检查可以帮助诊断脑室炎、硬脑膜下积液、脑脓肿、脑积水等。

（二）鉴别诊断

与各种病毒性脑炎、结核性脑炎等各种脑炎相鉴别。

四、辨证论治

同"化脓性脑膜炎"。

五、西医疗法

（一）抗菌治疗

原则上选用敏感和易通过血脑屏障的抗生素，静脉滴注。

（1）当病原菌尚未明确前，可根据本地区化脓性脑膜炎的常见病原菌选用抗生素。

（2）当致病菌已明确，则对未产生耐药的葡萄球菌、B 组溶血性链球菌、肺炎球菌等可选用青霉素，剂量需加大；如系大肠杆菌可用头孢噻肟或头孢曲松；如为克雷白杆菌用头孢他啶或头孢曲松，对绿脓杆菌用头孢哌酮；对耐甲氧西林的葡萄球菌用万古霉素；对肠球菌和李司特菌用氨苄青霉素。

（二）支持和对症治疗

支持治疗不容忽视，可多次输新鲜血或血浆，液体输入量控制在 60~80 mL/（kg·d），因脑膜炎时常伴脑积水。颅内压增高时用甘露醇脱水，有人还主张用地塞米松减轻脑水肿。惊厥时用苯巴比妥钠，使血浓达 15~30 mg/L。

第三章
小儿发热的神经系统疾病

第一节　热性惊厥

热性惊厥是婴幼儿最常见的惊厥性疾病，是发生在婴幼儿期，伴有发热的惊厥，并排除中枢神经系统感染及曾有无热惊厥病史者。目前认为，对单纯高热惊厥患儿可不诊断为癫痫。

热性惊厥属中医"感冒夹惊""急惊风"范畴，以临床出现发热、抽搐、昏迷为主要特征。又称惊厥，俗名抽风。其病情往往比较凶险，变化迅速，威胁小儿生命。所以，古代医家认为惊风是一种恶候。如《东医宝鉴·小儿》说："小儿疾之最危者，无越惊风之证。"《幼科释谜·惊风》也说："小儿之病，最重唯惊。"

一、病因病机

中医认为热性惊厥的病因以外感六淫、疫毒之邪为主，偶有暴受惊恐所致，尤以风邪、暑邪、湿热疫疠之气为主。小儿肌肤薄弱，腠理不密，极易感受时邪，由表入里，邪气嚣张而壮热，热极化火，火盛生痰，甚则入营入血，内陷心包，引动肝风，出现高热神昏、抽风惊厥、发斑吐衄，或见正不胜邪、内闭外脱。若因饮食不节，或误食污染有毒之食物，郁结肠胃，痰热内伏，壅塞不消，气机不利，郁而化火。痰火湿浊，蒙蔽心包，引动肝风，则可见高热昏厥、抽风不止、呕吐腹痛、痢下秽臭。总之，小儿急惊风的主要病机是热、痰、惊、风的相互影响，互为因果。其主要病位在心、肝两经。小儿外感时邪，易从热化，热盛生痰，热极生风，痰盛发惊，惊盛生风，则发为急惊风。

现代医学认为热性惊厥多由各种感染性疾病引起，以上呼吸道感染最为多见。见于感冒等疾病初期，体温骤然上升时，又称热性惊厥。热性惊厥不包括脑炎、脑膜炎发热时并发的抽搐。年龄、遗传因素和生长发育状况是影响本病患病率的主要因素。在惊厥性放电时，脑组织有大量的神经元发生快速、反复的膜除极化，需较多的能量维持钠－钾泵的功能，神经递质的合成与释放也增加，细胞代谢过程加快，而且惊厥时体温升高，肌肉抽搐也使全身代谢增加，高热可使动物脑代谢增加 25%。脑的异常放电活动即惊厥放电本身对能量的需要也明显增加，这也是引起脑损伤的一个重要原因。所以惊厥给脑造成了最大的代谢负担。

二、临床表现

热性惊厥临床表现具有多样性，通常分为单纯型热性惊厥和复杂型热性惊厥。

（一）单纯型热性惊厥

单纯型热性惊厥，发病年龄为 6 个月至 6 岁；体温骤升时很快出现惊厥（通常发生在体温骤然升高的 12 h 之内，体温 > 38.5 ℃，多在 39~40 ℃）；呈现全面性强直或强直－阵挛发作；持续时间较短，一般 < 10 min；神经系统检查正常；热退 1 周后，脑电图检查结果正常。若无高危因素，本型预后良好。

（二）复杂型热性惊厥

复杂型热性惊厥发作年龄 < 6 个月或 > 6 岁；体温 < 38 ℃；发作形式有部分性发作；24 h 内复发 ≥ 2 次，惊厥时间 > 15 min；发病时已经有中枢神经系统的异常（如智力低下、脑损伤或脑发育不全等）；热退后 1 周脑电图仍有异常。

热性惊厥不典型表现：

1. **热性惊厥持续状态** 热性惊厥发作持续时间 ≥ 30 min，或在 30 min 之内惊厥反复发作，这期间意识不能恢复。

2. 热性惊厥伴发作后短暂肢体瘫痪（Todd 麻痹） 相对少见，持续时间短则 1~2 min，长者数小时甚至数日，多为 1~2 h，单侧或双侧肢体受累，部分患者有面瘫。

3. 热性惊厥附加症 是一个新的热性惊厥类型，定义为在热性惊厥发展为典型的癫痫之前，有＞2 次无热性惊厥发作，或在 6 岁后仍有热性惊厥发作。

三、临床诊断

（一）诊断要点

1. 典型热性惊厥诊断标准 ①首次发病年龄为 6 个月至 6 岁；②体温＞38.5 ℃，先发热后惊厥，惊厥多发生于发热起始后 12 h 以内；③惊厥呈现全身性抽搐，伴有（短暂）意识丧失，持续数分钟以内，发作后很快清醒；④无中枢神经系统感染及其他脑损伤；⑤可以伴有呼吸、消化系统急性感染。

辅助检查：①惊厥发作 2 周后脑电图正常；②脑脊液常规检查正常；③智力体力发育正常；④有遗传倾向。

2. 复杂型热性惊厥 复杂型热性惊厥初次发作年龄可＜6 个月或＞6 岁，体温不太高时即出现惊厥，而且复发次数较多。除符合典型热性惊厥的诊断条件外，凡有以下某一种情况者即应考虑为复杂型热性惊厥：①一次惊厥发作持续 15 min 以上；②24 h 内反复发作≥2 次；③局灶性发作；④反复频繁的发作，累计发作总数 5 次以上。

患儿出现以下情况者不诊断为复杂型热性惊厥：①中枢神经系统感染伴惊厥。②中枢神经系统其他疾病（颅脑外伤、颅内出血、占位、脑水肿、癫痫发作等）伴有发热和惊厥。③严重的全身性生化代谢紊乱，如缺氧、水和电解质紊乱、内分泌紊乱、低血糖、低血钙、低血镁、维生素缺乏（或依赖）症，以及中毒等伴有惊厥。④遗传性疾病、出生缺陷或神经皮肤综合征、先天代谢异常等伴发热、惊厥。⑤新生儿期惊厥。

（二）鉴别诊断

本病是排除性诊断，应与中枢神经系统感染、癫痫、中毒性脑病、代谢紊乱、急性中毒或遗传代谢病等其他病因所致的惊厥发作相鉴别。

四、辨证论治

本病临床需要辨表、里、痰、风等。若昏迷、抽搐为一过性，热退后抽搐自止者为表热；若高热持续，反复抽搐、昏迷为里热。意识昏迷，高热痰鸣，为痰热上蒙清窍；妄言谵语，狂躁不宁，为痰火上扰清空；深度昏迷，嗜睡不动，为痰浊内蒙心包，阻蔽心神。外风邪在肌表，清透宣解即愈，若见高热惊厥，为一过性症候，热退惊风可止；内风病在心肝，热、痰、惊、风四证俱全，反复抽搐，意识不清，病情严重。外感六淫致病，春季以春温伏气为主，兼夹火热，症见高热、抽风、昏迷，伴吐衄、发斑；夏季以暑热为主，暑必夹湿，暑喜归心，其症以高热、昏迷为主，兼见抽风；若痰、热、惊、风四证俱全，伴下痢脓血，则为湿热疫毒，内陷厥阴。因此，本病的治疗以清热、豁痰、镇惊、熄风为治疗原则。根据临床表现不同，辨证应用清火化痰，涤痰通腑，或清气泻热、清营凉血，或疏风、熄风等方法。

1. 风热动风

症状： 发热骤起，头痛身痛，咳嗽流涕，烦躁不宁，四肢拘急，目睛上视，牙关紧闭，舌红苔白，脉浮数或弦数。

辨证： 风热之邪郁于肌表，正邪相争则发热身痛；风邪上扰清空则头痛；风邪犯肺则咳嗽流涕；风热之邪扰于心包则烦躁不宁；热盛扰动肝风则四肢拘急，目睛上视，牙关紧闭；风热在表则舌红苔白，脉浮数；犯于心肝则脉弦数。

论治： 疏风清热，熄风止痉。

方药： 银翘散加减。另加服小儿回春丹以清热定惊。喉间痰鸣者，加天竺黄 10 g、瓜蒌皮 10 g 清化痰热；高热、便秘、乳蛾红肿者，加大黄 3 g 或凉膈散以釜底抽薪。以往有高热惊厥史患儿，在感冒发热初起，宜加服紫雪散，以防惊厥发作。

2. 气营两燔

症状： 起病急骤，高热烦躁，口渴欲饮，神昏惊厥，舌苔黄糙，舌深红或绛，脉数有力。

辨证： 感受疫疠之邪，邪毒传变迅速，故起病急骤；邪在气分，则高热烦渴欲饮；热迫心营，则神昏惊厥。舌绛苔糙，脉数有力为气营两燔之象。

论治： 清营凉血，熄风平肝。

方药： 清瘟败毒饮加减。意识昏迷者，加石菖蒲10 g、郁金6 g，或用至宝丹、紫雪丹熄风开窍；大便秘结者，加生大黄3 g、芒硝3 g通腑泄热；呕吐者，加半夏6 g，玉枢丹降逆止吐。

3. 邪陷心肝

症状： 高热烦躁，手足躁动，反复抽搐，项背强直，四肢拘急，口眼相引，意识昏迷，舌红绛，脉弦滑。

辨证： 邪热炽盛，故高热不退；热扰心神，则烦躁不安；内陷心包则意识昏迷；邪陷肝经，肝风内动则项背强直，四肢拘急，口眼相引。舌红绛，脉弦滑为邪热内陷心肝之象。

论治： 清心开窍，平肝熄风。

方药： 羚角钩藤汤加减。另服安宫牛黄丸清心开窍。热盛者，加生石膏30 g、知母10 g清热泻火；便干者，加生大黄3 g、玄明粉6 g泄热通便；口干舌红者，加生地黄10 g、玄参10 g养阴生津。

4. 湿热疫毒

证候： 起病急骤，突然壮热，烦躁谵妄，意识昏迷，反复惊厥，呕吐腹痛，大便腥臭或夹脓血，舌红，苔黄腻，脉滑数。

辨证： 饮食不洁，湿热疫毒蕴结肠腑，则见壮热烦躁，呕吐腹痛，大便脓血；邪毒迫入营血，直犯心肝，则神明无主，肝风内动，可见谵妄神昏，反复惊厥。舌红，苔黄腻，脉滑数为湿热疫毒炽盛之象。

论治： 清化湿热，解毒熄风。

方药：黄连解毒汤加减。舌苔厚腻、大便不爽者，加生大黄 3 g、厚朴 6 g 清肠导滞，泄热化湿；窍闭神昏者，加安宫牛黄丸清心开窍；频繁抽风者，加紫雪丹平肝熄风；呕吐者，加玉枢丹辟秽解毒止吐。

五、其他疗法

（一）中成药疗法

1. 小儿牛黄散　1 岁以下患儿每次服用 0.3~0.5 g，2~3 岁患儿每次服用 0.9 g，2 次 / d，乳汁或糖水送服。用于风热惊风。

2. 小儿回春丹　1 岁以内患儿每次服用 1~2 粒，1~3 岁患儿每次服用 3~5 粒。服用 2 h 后可重复使用。用于风热惊风。

3. 紫雪散（丹）　患儿每次服用 1.5~3 g，3 次 /d。用于急惊风抽搐较甚者。

4. 安宫牛黄丸　患儿每次服用 0.5~1 丸，2 次 /d。用于急惊风高热抽搐者。

（二）外治疗法

（1）鲜地龙捣烂为泥，加适量蜂蜜摊于纱布上，盖贴囟门以解痉定惊。用于婴儿急惊风诸证。

（2）生乌梅 1 个擦牙，用于牙关紧闭。

（三）针灸疗法

（1）体针惊厥者，取穴人中、合谷、内关、太冲、涌泉、百会、印堂。高热者，取穴曲池、大椎、十宣放血；痰鸣者，取穴丰隆；牙关紧闭者，取穴下关、颊车。均采用中强刺激手法。

（2）耳针取穴神门、皮质下。采用强刺激手法。

（四）推拿疗法

高热，推三关、退六腑、清天河水；昏迷，捻耳垂、掐委中；抽痉，掐天庭、掐人中、拿曲池、拿肩井。急惊风欲作时，拿大敦、拿解溪；惊厥身向前屈，掐委中；身向后仰，掐膝眼；牙关不利，神昏窍闭，掐合谷。

（五）西医疗法

1. 急性发作期的治疗　大多数热性惊厥呈短暂发作，持续时间 1~3 min。

一般不必急于用止惊药物治疗。应保持患儿呼吸道通畅，防止跌落或受伤；勿刺激患儿，切忌掐人中、撬开牙关、按压或摇晃患儿导致其进一步伤害；抽搐期间分泌物较多，可让患儿平卧，头偏向一侧或侧卧位，及时清理口鼻腔分泌物，避免窒息；同时监测生命体征、保证正常心肺功能，必要时吸氧，建立静脉通路。

若惊厥发作持续时间＞5 min，则需要使用药物止惊。首选静脉缓慢注射地西泮 0.3~0.5 mg/kg（≤ 10 mg/ 次），速度 1~2 mg/ min，如推注过程中发作终止即停止推注，若 5 min 后发作仍未控制或控制后复发，可重复一剂；如仍不能控制，按惊厥持续状态处理。该药起效快，一般注射后 1~3 min 发挥作用，但推注速度过快可能出现抑制呼吸、心跳和降血压的不良反应。如尚未建立静脉通路，可予咪达唑仑 0.3 mg/kg（≤ 10 mg/ 次）肌内注射或水合氯醛溶液 0.5 mL/kg 灌肠，也可发挥止惊效果。对于热性惊厥持续状态的患儿，需要静脉用药积极止惊，并密切监护发作后表现，积极退热，寻找并处理发热和惊厥的原因。

2. 间歇期预防治疗　间歇期的指征为：短时间内频繁惊厥发作（6 个月内 ≥ 3 次或 1 年内 ≥ 4 次）；发生惊厥持续状态，需止惊药物治疗才能终止发作者。在发热开始即给予地西泮口服，每 8 h 口服 0.3 mg/kg，大多可有效防止惊厥发生。

3. 长期预防治疗　单纯性热性惊厥远期预后良好，不推荐长期使用抗癫痫药物。热性惊厥持续状态、复杂型热性惊厥等具有复发或存在继发癫痫高风险的患儿，建议到儿科神经专科进一步评估。

六、预防及护理

（一）预防

日常预防应做到以下几点：①平时加强体育锻炼，提高抗病能力。②避免时邪感染。注意饮食卫生，不吃腐败及变质食物。③按时预防接种，避免跌仆惊骇。④有高热惊厥史患儿，在外感发热初起时，要及时降温，服用止痉药物。

（二）护理

护理此病患儿时要注意：①当患儿抽搐时，切勿用力强制按压，以免扭伤或骨折。将患儿头部歪向一侧，防止呕吐物吸入。将纱布包裹压舌板，放在上下牙齿之间，防止咬伤舌体。②患儿应保持安静，避免刺激。密切注意病情变化。

第二节　流行性乙型脑炎

流行性乙型脑炎，简称乙脑，临床上以起病急、高热、抽搐、昏迷为主症，病情传变迅速，常伴有呼吸障碍等危象，重者病后往往留有后遗症。

本病发病多在 7~9 月，有明显的季节性。发病年龄自幼儿至老年都可感染，多见于 10 岁以下儿童，尤以 2~6 岁儿童发病率高，且有较强传染性。

在中医古籍中，关于本病的论述主要见于"暑温"之中。如《温病条辨》："小儿暑温，身热，卒然痉厥，名曰暑痫，清营汤主之，亦可少与紫雪丹。"《温病条辨·解儿难》曰："暑痉，按俗名小儿急惊风者，唯暑月最多，而兼证最杂……如夏月小儿身热头痛，颈项无汗，此暑兼风寒者也，宜新加香薷饮；有汗则仍用银翘散，重用桑叶；咳嗽则用桑菊饮；汗多则用白虎；脉芤而喘，则用人参白虎；身重汗少，则用苍术白虎；脉芤面赤多言，喘咳欲脱者，即用生脉散；神志不清者，即用清营汤加钩藤、牡丹皮、羚羊角；神昏者，兼用紫雪丹、牛黄丸等；病势轻微者，用清络饮之类。"

一、病因病机

本病系感染暑温邪毒而发病。夏季暑气当令，暑温邪毒易于流行，其邪伤人最速，特别是小儿时期神怯气弱，气血未充，脏腑未坚，易被暑温邪毒所侵，正不胜邪，则猝然发病。

二、临床表现

（一）临床分期

1.潜伏期　该期为 10~15 d。大多数患者症状较轻或呈无症状的隐性感染，仅少数出现中枢神经系统症状，表现为高热、意识障碍、惊厥等。

2. 初期　起病急，体温急剧上升至 40 ℃，伴头痛、恶心和呕吐，部分患者有嗜睡或精神倦怠，并有颈项轻度强直等症状，病程 1~3 d。

3. 极期　病程 4~10 d。体温持续上升，可达 40 ℃以上。初期症状逐渐加重，意识明显障碍，由嗜睡、昏睡乃至昏迷，昏迷越深、持续时间越长，病情越严重。神志不清最早可发生在病程第 1~2 天，但多见于第 3~8 天。重症患者可出现全身抽搐、强直性痉挛或强直性瘫痪，少数可见软瘫。严重患者可因脑实质类（尤其是脑干）病变、缺氧、脑水肿、脑疝、颅内高压、低血钠性脑病等而出现中枢性呼吸衰竭，表现为呼吸节律不规则、双吸气、叹息样呼吸、呼吸暂停、潮式呼吸和下颌呼吸等，最后呼吸停止。查体可发现脑膜刺激征，瞳孔对光反应迟钝、消失或瞳孔散大，腹壁及提睾反射消失，深反射亢进，病理性锥体束征如巴氏征等可呈阳性。

4. 恢复期　发病后 10 d 左右，多数患儿极期过后体温逐渐下降，精神、神经系统症状逐日好转。重症患者仍有神志迟钝、痴呆、失语、吞咽困难、颜面瘫痪、四肢强直性痉挛或扭转痉挛等，少数患者也可见软瘫。经过积极治疗大多数症状可在半年内恢复。

5. 后遗症　该病虽经积极治疗，但患者发病半年或一年后仍留有精神、神经系统症状者，称为后遗症。

（二）临床分型

根据病情轻重，乙脑可分为四型。

1. 轻型　患者的神志始终清醒，但有不同程度的嗜睡，一般无抽搐。体温在 38~39 ℃，多数在 1 周内恢复，往往依靠脑脊液和血清学检查确诊。

2. 普通型　有意识障碍如昏睡或浅昏迷，可有短期的抽搐。体温一般在 40 ℃左右，病程约 10 d，无后遗症。

3. 重型　体温持续在 40 ℃以上，神志昏迷，并有反复或持续性抽搐。浅反射消失，深反射先消失后亢进，并有病理性反射。常有定位症状和体征。可出现中枢性呼吸衰竭。病程常在 2 周以上，恢复期往往有不同程度的精神异常和瘫痪等表现，部分患者留有后遗症。

4. 急重型 体温迅速上升，呈高热或过高热，伴有反复或持续强烈抽搐，于 1~2 d 出现深昏迷，有瞳孔变化、脑疝和中枢性呼吸衰竭等表现，如不及时抢救，常因呼吸衰竭而死亡。幸存者都有严重后遗症。

三、临床诊断

（一）诊断要点

1. 流行病学资料 本病多见于每年 7~9 月。

2. 主要症状和体征 起病急，有高热、头痛、呕吐、嗜睡等表现。重症患者有昏迷、抽搐、吞咽困难、呛咳和呼吸衰竭等症状。体征有脑膜刺激征、浅反射消失、深反射亢进、强直性瘫痪和阳性病理反射等。

3. 实验室检查

血常规：白细胞总数为（10~20）× 10^9/L，中性粒细胞在 80% 以上；在流行后期的少数轻型患者，血常规可在正常范围内。

脑脊液：呈无色透明，压力仅轻度增高，白细胞计数增加，多在（50~500）× 10^6/L，分类以淋巴细胞增多，蛋白质常轻度增高，糖和氯化物正常。

补体结合试验：阳性出现较晚，病后 2~5 周出现，一般只用于回顾性诊断和当年隐性感染者的调查。

血凝抑制试验：抗体产生早，敏感性高、持续久，但特异性较差，有时出现假阳性。一般在发病 5 d 后出现阳性，第 2 周达高峰，可用于诊断和流行病学调查。

（二）鉴别诊断

1. 中毒性菌痢 与乙脑流行季节相同，多见于夏、秋季，但起病比乙脑更急，多在发病 1 d 内出现高热、抽搐、休克或昏迷等。乙脑除暴发型外，很少出现休克，可用 1%~2% 盐水灌肠，如有脓性或脓血便，即可确诊。

2. 化脓性脑膜炎 病情发展迅速，重症患者在发病 1~2 d 即进入昏迷，脑膜刺激征显著，皮肤常有瘀点。脑脊液混浊，中性粒细胞占 90% 以上，涂片和培养可发现致病菌。周围血常规提示：白细胞计数明显增高，中性粒细胞多在90%以上。如为流脑则有季节性特点。早期不典型病例，不易与乙脑鉴别，需密切观察病情和复查脑脊液。

3. 结核性脑膜炎　无季节性，起病缓慢，病程长，有结核病史。脑脊液中糖与氯化物均降低，薄膜涂片或培养可找到结核杆菌。X线胸部摄片、眼底检查和结核菌素试验有助于诊断。

4. 其他　如脊髓灰质炎、腮腺炎脑炎和其他病毒性脑炎，中暑和恶性疟疾等，亦应与乙脑鉴别。

四、辨证论治

根据本病发病情况和传变过程多迅速的特点，一般可按温病卫、气、营、血的规律进行辨证。由于发病急暴，传变迅速，如初现卫分证，迅即传入气分营分，甚则径入营血，其界限较难辨析。因此，可依据本病临床所见发热、神昏、抽风等三大主症，结合小儿惊风热、痰、风的病机转归，掌握其相互之间的联系和区别，做出正确的辨证论治。

本病治疗原则以清热、豁痰、开窍、熄风为主。急性期以解热为关键，热在表者，宜清暑透表，使邪从外泄；在里者，宜甘寒清热或通腑泄热；邪郁化火，入营入血，则苦寒或咸寒清营泻火。结合痰、风之证，分别施以开窍豁痰，镇惊熄风等法。后期以扶正祛邪为原则。余邪未尽，虚热不退者，以养阴清热为法；痰蒙清窍，神志痴呆者，以宣窍豁痰为法；虚风内动，肝肾不足者，以养阴熄风为法。

（一）急性期

1. 邪犯卫气

症状： 突然发热，微恶风寒或但热不寒，头痛，无汗或少汗，口渴引饮，常伴恶心、呕吐，神烦或嗜睡，舌红，苔薄白或黄，脉浮数或滑数。

辨证： 外感暑温之邪犯卫气，故有微恶风寒、无汗等症；邪在卫表为主，暑邪郁表，上扰清空，故头痛，嗜睡；热犯阳明，胃失和降，或暑邪夹湿内阻，胃气上逆,故恶心,呕吐;邪在卫气,属热证实证,故苔薄白或黄,脉浮数或滑数。

论治: 清暑化湿,辛凉透表。

方药: 新加香薷饮或白虎汤加减。新加香薷饮适用于暑邪偏在表者。如有胸闷作吐、苔腻者,加白蔻仁 3 g、藿香 10 g;发热恶风寒者,加豆豉 6 g、荆芥 10 g、鲜荷叶 10 g、西瓜翠衣 20 g、甘菊花 10 g 解暑透热;颈项强者,加葛根 10 g、僵蚕 10 g、豆卷 6 g。白虎汤适用于暑邪偏在气分者,若发热甚者,加大青叶 10 g、拳参 10 g 清热解毒;有汗热不解,嗜睡身重,此属暑邪夹湿,轻者加藿香 10 g、佩兰 10 g、滑石 10 g 清暑化湿,重者加苍术 6 g、厚朴 6 g 燥湿除满;腹满便秘者,加大黄 3 g、全瓜蒌 10 g 通腑泄热,或用凉膈散表里双解。

2. 热迫气营

症状: 高热不退,颈项强直,神志迷糊或昏迷不醒,烦躁不安,或谵语,四肢抽搐,甚则喉间痰鸣,呼吸不利,烦渴引饮,大便秘结,小便短赤,舌红或舌尖生刺,苔灰黄腻,脉洪数或弦大。

辨证: 暑邪热毒蕴结气分不解,化火内窜营分,形成气营两燔之证。气分热盛,表现为高热不退,烦渴引饮;邪入营分,内犯心肝,蒙蔽心窍则神志迷糊,烦躁不安,或谵语;热引肝风则颈项强直,四肢抽搐;热盛生风,风火相煽,炼液为痰,痰随风动,阻塞肺之气道,则喉间痰鸣,呼吸不利。此即热、痰、风三证的典型表现。大便秘结,小便黄赤为气分热盛,脏腑燥结,津液被灼之候。舌红或舌尖生刺,苔黄灰腻,则为邪热入营,燥热内结之象。

论治: 清气凉营,泻火涤痰。

方药: 清瘟败毒饮加减。若高热不退、四肢抽搐不止者,加羚羊角粉 2 g、钩藤 10 g 平肝熄风;神情烦躁、昏糊谵语者,加紫雪丹、牛黄清心丸;深度昏迷、舌苔浊腻者,加胆南星 10 g、天竺黄 10 g、石菖蒲 10 g 开窍泄浊;喉间痰鸣者,加礞石滚痰丸 20 g、鲜竹沥 10 g 以涤痰。若高热、抽风、昏迷三症同时并存,舌苔黄糙或灰腻,舌红绛起刺,脉大有力者,则为毒火已成燎原之势,为热、痰、风充斥肆逆,若使用一般清热、凉营、熄风等常法难济其危候,宜用大剂调胃承气汤或凉膈散，以泻火通腑，釜底抽薪。若口干唇燥，小便短赤者，加鲜生地黄 10 g、西瓜汁 15 mL 清暑护阴。

3. 邪入营血

症状： 热势起伏，朝轻暮重，昏迷加深，双目上翻，牙关紧闭，颈项强直，四肢抽动，胸腹灼热，肢端逆冷，面色灰暗，皮肤斑疹，或有衄血，二便失禁，唇舌紫暗焦干，舌紫绛或光滑少津，甚则舌体卷缩僵硬，脉沉伏而细。

辨证： 热犯阴分，阴血亏耗，故发热起伏，朝轻暮重。心神被蒙，神无所主，则昏迷加深。肝主筋，开窍于目，阴血亏耗，肝之经脉失于濡养，阴伤血燥则风动，故双目上翻，牙关紧闭，颈项强直，四肢抽搐。痰热内闭，气机被遏，阳气不能达于四末，故胸腹灼热，而肢端逆冷。热伏营血，血热妄行，故衄血，皮肤斑疹显现；心开窍于舌，心阴亏损，或血瘀内阻，阻于舌根，可见舌紫绛，舌体卷缩僵硬。肾司二便，肾之精气衰竭，则二便为之失禁。营血干涸，不荣于面，故面色灰暗。舌紫绛或光滑少津，脉沉伏而细，则为病入营血之征。

论治： 凉血清心，增液潜阳。

方药： 犀角地黄汤合增液汤。若抽搐不止者，加牡蛎 10 g、珍珠母 10 g、钩藤 10 g 潜阳熄风；昏迷不醒者，加服安宫牛黄丸，或醒脑静、清开灵注射液静脉滴注；若突然出现面色灰白发绀、大汗淋漓、四肢厥冷、脉细微欲绝，则为气阳外脱之征，急以独参汤鼻饲，加用参附龙牡救逆汤以回阳益气，扶正救逆；若衄血、呕吐咖啡样物，以云南白药少量多次灌服止血；如呼吸断续不匀，浅促低微，为肾气衰微，其气欲绝，加五味子或生脉饮注射液静脉滴注。本证为病之极期，病情危重阶段，若救治不及，每易导致死亡，在治疗和护理上应采取中西医综合抢救措施。

（二）恢复期及后遗症期

1. 气阴两虚

症状： 低热或不规则发热，面赤颧红，心烦不宁，口干喜饮，小便短少，偶有惊惕，舌红，苔光，脉细数。或不规则发热，汗出不解，面色㿠白，精神萎软，小便清长，大便稀溏，舌淡嫩，苔薄，脉细而数。

辨证：暑邪伤阴，阴虚内热，故低热；阴虚阳亢，故面赤颧红，心烦不宁；阴虚津液不足，故口干喜饮，小便短少；肝肾阴亏，经脉失养，故有惊惕；舌红，苔光，脉细数，为阴虚之征。暑必伤气，气阳不足，营卫不和，也可见不规则发热，汗出不解；肺脾气虚，故面色㿠白，精神萎靡；舌淡嫩，脉细数为气阴不足之征。

论治：养阴清热，调和营卫。

方药：青蒿鳖甲汤或黄芪桂枝五物汤加减。青蒿鳖甲汤适用于阴虚发热者。惊惕抽动者，加珍珠母 10 g、钩藤 10 g 平肝熄风；便秘者，加全瓜蒌 10 g 清热润肠；黄芪桂枝五物汤适用于营卫不和有汗为主证的发热者。汗多者，加糯稻根 10 g、浮小麦 10 g 收敛止汗；食欲不振，大便溏薄者，加太子参 10 g、山药10 g 健脾益气。

2. 痰蒙清窍

症状：意识不清或痴呆，失语，失聪，吞咽困难，喉间痰鸣；或狂躁不宁，嚎叫哭闹，舌苔黄或无苔，舌红绛。

辨证：本病之痰，由热病生痰，风动生痰，表现有无形之痰和有形之痰之分，辨证有痰浊、痰火之别。若因痰浊内蒙心包者，可出现意识不清，痴呆，失聪；痰阻舌根，则失语，吞咽困难；若痰火内扰心肝者，心肝火旺，故见狂躁不宁，嚎叫哭闹，此属无形之痰。若痰随气逆，阻于气道，肺气不利，故见喉间痰鸣，属有形之痰。舌苔黄或无苔，舌红绛，为痰热阴伤之征。

论治：豁痰开窍，涤痰泻火。

方药：苏合香丸或龙胆泻肝汤加减。苏合香丸适用于痰浊内蒙证。若喉间痰多者，加礞石滚痰丸；若吞咽困难者，加止痉散、半夏 6 g、胆南星 10 g。龙胆泻肝汤适用于痰火内扰证，若虚烦不宁、舌绛无苔者，加黄连 6 g、阿胶10 g、鸡子黄 6 g、磁石 30 g。

3. 内风扰动

症状：肢体震颤，不自主动作，或强直性瘫痪，或癫痫样发作，舌红，苔薄白，脉弦细。

辨证：本证见于病后肝肾不足，筋脉失养，风痰阻络。虚风夹痰，内窜络脉，可见强直性瘫痪；风盛痰动，则癫痫样发作；阴血不足，血燥风动，故肢体震颤，不自主动作。舌红，苔薄白，脉弦细，为肝风内扰之征。

论治：搜风通络，养阴熄风。

方药：止痉散或大定风珠加减。止痉散适用于风邪内窜，经络痹阻之证，若肢体僵直者加木瓜 10 g、鸡血藤 15 g 舒筋活络。大定风珠适用于真阴不足，水不涵木，阴虚风动证，若体弱多汗，食少形瘦者，可配黄芪 10 g、党参 10 g、核桃肉 10 g、枣仁 10 g。

五、其他疗法

（一）中成药疗法

1.清开灵注射液　10~20 mL/次，加入 5％葡萄糖液 100~250 mL 中静脉滴注，1 次 /d。用于邪炽气营证。

2.醒脑静静脉滴注射液　2~4 mL/ 次，加入 5％葡萄糖液 100~250 mL 中静脉滴注，1 次 /d。用于急性期高热、神昏、抽搐者。

3.脉络宁注射液　10~20 mL/ 次，加入 5％葡萄糖液 250~500 mL 中静脉滴注，1 次 /d。用于痰蒙清窍和内风扰动证。

（二）针灸疗法

（1）取穴风池、风府、下关、颊车，强刺激不留针，1 次 /d 或隔日 1 次。用于痰蒙清窍之失语症。

（2）针刺曲池、肩髃、外关、大椎等穴，1 次 /d。用于内风扰动之上肢瘫痪；取阳陵泉、血海、风市、足三里、绝骨，针刺，1 次 /d。用于内风扰动之瘫痪。

（3）针刺天突、廉泉、内庭、合谷等穴，1 次 /d。用于痰蒙清窍之吞咽困难。

（4）针刺廉泉、哑门、照海、通里、合谷、涌泉等穴，1 次 /d。用于痰蒙清窍之语言障碍。

（三）西医疗法

1. **一般治疗**　注意饮食和营养，供应足够水分，高热、昏迷、惊厥患者易失水，故宜补足量液体，小儿 80 mL/（kg·d），但输液不宜多，以防脑水肿，加重病情。对昏迷患者宜采用鼻饲。

2. **对症治疗**

（1）高热的处理：室温在 30 ℃ 以下。高温患者可采用物理降温或药物降温，使体温（肛温）保持在 38~39 ℃。

（2）惊厥的处理：可使用镇静止痉剂，如地西泮、水合氯醛、苯妥英钠、阿米妥钠等，应对发生惊厥的原因采取相应的措施。①因脑水肿所致高热者，应以脱水药物治疗为主，可用 20% 甘露醇（1~1.5 g/kg），在 20~30 min 静脉滴注完成，必要时 4~6 h 重复使用。同时可合用呋塞米、肾上腺皮质激素等，以防止应用脱水剂后的反跳。②因呼吸道分泌物堵塞、换气困难致脑细胞缺氧者，则应吸氧，以保持呼吸道通畅，必要时行气管切开，加压呼吸。③因高温所致者，应以降温为主。

（3）呼吸障碍和呼吸衰竭的处理：深昏迷患者喉部痰鸣音增多而影响呼吸时，可经口腔或鼻腔吸引分泌物、采用体位引流、雾化吸入等，以保持呼吸道通畅。因脑水肿、脑疝而致呼吸衰竭者，可给予脱水剂、肾上腺皮质激素等。因惊厥发生的屏气，可按惊厥处理。如因假性延髓性麻痹或延脑麻痹而自主呼吸停止者，应立即做气管切开或插管，使用加压人工呼吸器。如自主呼吸存在，但呼吸浅弱者，可使用呼吸兴奋剂。

（4）循环衰竭的处理：因脑水肿、脑疝等脑部病变而引起的循环衰竭，表现为面色苍白、四肢冰凉、脉压小，宜用脱水剂降低颅内压。如为心源性心力衰竭，则应加用强心药物，如西地兰等。如因高热、昏迷、失水过多等造成血容量不足，致循环衰竭，则应以扩容为主。

3. **肾上腺皮质激素**　肾上腺皮质激素有抗炎、退热、降低毛细血管通透性、保护血脑屏障、减轻脑水肿、抑制免疫复合物的形成、保护细胞溶酶体膜等作用，对重症和早期确诊的患者即可应用。待体温降至 38 ℃以上，持续 2 d 即可逐渐减量，一般使用不宜超过 7 d。过早停药症状可有反复，如使用时间过长，则易产生并发症。

4. 在疾病早期可应用广谱抗病毒药物　病毒唑或双嘧达莫治疗，退热明显，有较好疗效。

六、预防及护理

（一）预防

蚊子是传播乙脑病毒的主要中间宿主。广泛开展爱国卫生运动，积极防蚊灭蚊是预防乙脑的重要措施。及时接种乙脑疫苗。

（二）护理

（1）盛夏季节发现高热、抽痉、昏迷者需密切观察，及时采取诊断、治疗措施，力求早期诊断、早期治疗，避免产生严重后遗症或生命危险。

（2）病室应保持通风凉爽，严密观察患儿体温、脉搏、呼吸、神志、血压等情况，高热患儿应及时予以退热降温，昏迷、抽风患儿及时予以吸氧、吸痰、止惊处理。

（3）昏迷患儿要经常翻身，变换体位，清洁皮肤，防止压疮。

（4）注意补充营养，急性期宜给清淡而富营养的流体食物，如豆浆、牛奶、西瓜汁、绿豆汤、稀米汤等，水分必须充足，对不能进食者应用鼻饲，或静脉滴注营养素。

第三节　化脓性脑膜炎

化脓性脑膜炎，简称化脑，系由各种化脓菌感染引起的脑膜炎症。小儿，尤其是婴幼儿常见。自使用抗生素以来其病死率明显下降，但仍是小儿严重感染性疾病之一，其早期诊断和治疗是改善预后的关键。化脓性脑膜炎的主要临床特征是发热、头痛、呕吐、惊厥、精神改变、脑膜刺激征阳性和脑脊液的化脓性改变等。本节论述不包括脑膜炎双球菌引起的流行性脑脊髓膜炎。

一、病因病机

本病的发生缘于温毒侵脑。因属温病，其邪多循卫气营血传变，但因温毒炽烈者，初起前部分患儿可有卫分证，但很快入里到气营，则可见扰乱脑神、热陷心包及耗血动血之变证。病邪重在气营。病变脏腑涉及心、肝、脑。病性初起属实属热，后期属虚实夹杂。

现代医学认为许多化脓菌都可引起脑膜炎，在我国一般新生儿容易感染肠道革兰氏阴性杆菌，其次为变形杆菌、绿脓杆菌、产气杆菌等。婴幼儿以肺炎链球菌所致者多，其次为流感杆菌；3 岁以上小儿以金黄色葡萄球菌多见，金黄色葡萄球菌脑膜炎多系败血症所致，或因创伤、手术、先天畸形而并发此菌感染。

细菌抵达脑膜可通过多种途径，如外伤或手术直接接触、淋巴或血流播散等。通常脑膜炎是由菌血症发展而来。细菌多由上呼吸道侵入，继而进入血流，直接抵达营养中枢神经系统的血管，或在该处形成局部血栓，并释放出细菌栓子到血液循环中。由于小儿防御、免疫功能均较成人弱，病原菌容易通过血脑屏障到达脑膜引起化脓性脑膜炎。婴幼儿的皮肤、黏膜、胃肠道及新生儿的脐部也是感染侵入门户。

二、临床表现

各种细菌所致化脑的临床表现大致相仿，可归纳为感染、颅压增高及脑膜刺激征。其临床表现在很大程度上取决于患儿的年龄。年长儿与成人的临床表现相似。婴幼儿症状一般较隐匿或不典型。

（一）儿童期

儿童期化脑发病急，有高热、头痛、呕吐、食欲减退及精神萎靡等症状。起病时神志一般清醒，病情进展可发生嗜睡、谵妄、惊厥和昏迷。严重者在 24 h 内即出现惊厥、昏迷。体检可见患儿意识障碍、谵妄或昏迷、颈项强直、克氏征与布氏征阳性。如未及时治疗，颈项强直加重见头后仰、背肌僵硬，甚至角弓反张。当有呼吸节律不整及异常呼吸等中枢性呼吸衰竭症状，并伴瞳孔改变时，提示脑水肿严重已引起脑疝。肺炎链球菌、流感杆菌脑膜炎亦偶可发生疱疹。

（二）婴幼儿期

婴幼儿期化脑起病急缓不一。由于前囟尚未闭合，骨缝可以裂开，而使颅内压增高及脑膜刺激症状出现较晚，临床表现不典型。常先表现为易激惹、烦躁不安、面色苍白、食欲减退等；然后出现发热及呼吸系统或消化系统症状，如呕吐、腹泻、轻微咳嗽；继之嗜睡、头向后仰、感觉过敏、哭声尖锐、眼神发呆、双目凝视，有时用手打头、摇头。往往在发生惊厥后才引起家长注意和就诊。前囟饱满、布氏征阳性是重要体征，偶有皮肤划痕试验阳性。

（三）新生儿期

新生儿特别是未成熟儿起病隐匿，常缺乏典型症状和体征。宫内感染致病者可表现为出生时即呈不可逆性休克或呼吸暂停，很快死亡。较常见的情况是出生时婴儿正常，数日后出现肌张力低下、少动、哭声微弱、吮吸力差、拒食、呕吐、黄疸、发绀、呼吸不规则等非特异性症状。发热或有或无，甚至体温不升。查体仅见前囟张力增高，而少有其他脑膜刺激征。前囟隆起亦出现较晚，极易误诊。唯有进行腰椎穿刺检查脑脊液才能确诊。

三、临床诊断

（一）诊断要点

1.前驱感染症状　常有上呼吸道感染或皮肤感染等引起的非特异性症状，如发热、咽痛、咳嗽、皮肤疖肿等。

2.全身性感染中毒症状　常见倦怠、烦躁、哭闹、食欲减退或拒食等。严重者出现感染中毒性休克或弥漫性血管内凝血的症候。

3.中枢神经系统表现　一般于发病后1~2 d出现典型表现，如高热、剧烈头痛、喷射性呕吐、易激惹等，甚至昏迷。稍大儿童常出现典型脑膜刺激征——颈项强直，克氏征、布氏征阳性，多数患者出现惊厥。婴幼儿常见前囟隆起、骨缝裂开等颅内压增高征。

4. **理化检查**　外周血常规检查示白细胞总数明显升高，为（20~40）×10^9/L，中性粒细胞在 80% 以上；脑脊液检查示外观混浊，压力增高。镜检白细胞甚多，计数一般 > 1.0×10^9/L，且以中性分叶核占优势。糖含量明显降低，通常 < 1.0 mmol/L；蛋白质含量增高，通常 > 1 g/L。糖定量不但可协助鉴别细菌或病毒感染，还能反映治疗效果。将脑脊液离心沉淀，做涂片染色，常能查见病原菌，可作为早期选用抗生素治疗的依据；脑 CT 扫描可发现脑白质大片状低密度区，注射造影剂后脑膜可有线状增强。注意有无脑脓肿、硬膜下积脓或积液及脑积水。

（二）鉴别诊断

1. **病毒性脑膜炎**　起病一般较急，脑脊液外观透明或轻度混浊，白细胞数每毫升五十余个至数百个，早期多核细胞稍增多，但以后即以单核细胞为主，蛋白轻度增高，糖、氯化物正常。应注意流行病学特点及临床特殊表现，以助鉴别。某些病毒性脑膜炎早期，尤其是有肠道病毒感染者，其脑脊液细胞总数可明显增高，且以多核白细胞为主，但其糖量一般正常；脑脊液 IgM、乳酸脱氢酶及其同工酶（LDH4、LDH5）不增高。

2. **结核性脑膜炎**　起病多较缓慢，常先有 1~2 周全身不适的前驱症状。也有急骤起病者，尤其是患粟粒性结核的婴儿。典型结核性脑膜炎脑脊液外观毛玻璃样，有时因蛋白含量过高而呈黄色。白细胞（200~300）×10^6/L，偶尔超过 1.0×10^9/L，单核细胞占 70%~80%。糖、氯化物均明显降低。蛋白增高达1~3 g/L，脑脊液留膜涂片可找到抗酸杆菌。应仔细询问患者有无结核接触史，检查身体其他部位是否存在结核病灶，进行结核菌素试验，在痰及胃液中寻找结核菌等以协助诊断。对高度怀疑而一时不易确诊的患者，应给予抗结核药物以观察治疗反应。

3. **新型隐球菌性脑膜炎**　其临床表现、病程及脑脊液改变与结核性脑膜炎相似，起病缓慢，症状更为隐匿，病程更长，病情可起伏加重。确诊靠脑脊液墨汁染色见到厚荚膜的发亮圆形菌体，在沙氏培养基上有新型隐球菌生长。

4. 脑脓肿　一般脑脓肿起病较缓慢，有时有局部症状，脑脊液压力增高明显，细胞数正常或稍增加，蛋白略高。当脑脓肿脑室破裂时，可引起典型化脑。头颅 B 超、CT、核磁共振等检查，有助于进一步确诊。

5. 脑肿瘤　其病程较长，经过更隐伏，一般有颅高压征，且可有异常的局部神经体征，常缺乏感染表现。多依靠 CT、核磁共振检查鉴别。

四、辨证论治

本病由热毒犯脑，初起热邪炽盛，继而毒腐成脓，因毒居脑内，故辨证时常需要结合脑脊液的检查结果，同时辨别邪正之间的消长转化。年幼儿、体弱儿在热毒炽盛时易于内闭外脱，病程日久，毒邪留恋，气血亏虚，成正虚邪恋证。病后有智力迟缓、癫痫者，多为痰瘀阻滞脑络；失明、失聪、面瘫者，为气阴亏虚、经脉失养。

该病以清热解毒、消痈祛脓为主，根据症候的不同，配合清心开窍、平肝熄风、活血化瘀等法。若阳气欲脱者，要回阳固脱；正气亏虚者，配合补气养血。

1. 热毒犯脑

症状： 在感冒、肺炎、中耳炎等疾病的基础上，发热不退，头痛加剧，新生儿及婴儿拒乳，烦躁不安，啼哭尖叫，两目凝视，嗜睡，昏迷，惊厥，呕吐，颈项强直，囟门饱满，舌红，苔黄。

辨证： 见于疾病初起，热毒炽盛初入脑窍，偏入心者因痰蒙心包则啼哭尖叫，嗜睡；热陷心经，则昏迷；偏入肝者则头痛加剧，呕吐；肝风内动则惊厥。

论治： 清热泻火为主，兼清心开窍、平肝熄风。

方药： 清瘟败毒饮加减。烦躁者，加龙胆草 10 g、石决明 10 g；高热神昏者，加安宫牛黄丸；喉间痰鸣者，加猴枣散；大便干者，加玄明粉 6 g；抽搐频繁者，另服羚羊角粉或紫雪丹，并加钩藤 10 g、僵蚕 10 g、全虫 3 g；阳气虚脱者，用参附龙牡救逆汤。

2. 脓毒积脑

症状： 壮热不解或稍降复升，头痛不止，昏睡，惊厥，囟门凸起，颈项强直，或有失明、失聪、瘫痪等。脑脊液混浊，细胞数明显增高。

辨证： 本证脓毒已成，故壮热不解；瘀阻脑络，脓瘀互结，诸症不退。若脓毒损脑，痰瘀阻滞，可见失明、失聪、瘫痪等症。

论治： 清热解毒，消痈祛脓为主，兼活血凉血。

方药： 清瘟败毒饮合桃红四物汤加减。头痛剧烈，囟门凸起者，加龙胆草10g、石决明10g、车前子10g；颈项强直者，加葛根10g、白芷6g、半夏6g、竹茹6g；病程长者，加夏枯草10g、虎杖10g、僵蚕10g；运动障碍者，加赤芍10g、地龙10g、蚕沙10g、桑枝10g。

3. 正虚邪恋

症状： 低热或时高时低，甚至体温不升，精神萎靡，嗜睡，困倦无力，面色㿠白，唇淡，不思饮食，四肢欠温。

辨证： 正气不足，或热毒久羁，气血亏虚，热毒留恋则低热或时高时低；气虚者嗜睡、困倦无力、四肢欠温；血虚者面色㿠白。

论治： 益气养阴，解毒祛脓。

方药： 托里透脓汤加减。阴虚内热者，加鳖甲10g、知母10g、牡丹皮10g、地骨皮10g；阳气虚衰者，加肉桂6g、菟丝子10g、补骨脂10g；脾气虚者，加茯苓10g、黄精6g、陈皮6g；血虚者，加当归10g、生地黄10g、白芍10g、鸡血藤10g。

五、其他疗法

（一）中成药疗法

1. 小儿清热散　清热解毒，镇惊熄风。用于本病热甚动风者。1~3岁患儿每次服用0.4g，4~6岁患儿每次服用0.6g，6岁以上患儿每次服用0.9g，2次/d。

2. 牛黄抱龙丸　解毒辟秽，涤痰清火，开窍熄风。用于本病昏迷抽搐者。1~3岁患儿每次服用1/2丸，4~6岁患儿每次服用2/3丸，6岁以上患儿每次服用 1 丸，2 次 /d。

3. 犀角地黄丸 清热解毒，凉血散瘀。用于本病属热入营血者。1~3 岁患儿每次服用 1/2 丸，4~6 岁患儿每次服用 2/3 丸，6 岁以上患儿每次服用 1 丸，2 次 /d。

4. 紫雪散 该药可清热解毒，重镇熄风。适用于本病属邪在气营者。1~3 岁患儿每次服用 0.3 g，4~6 岁患儿每次服用 0.6 g，6~10 岁患儿每次服用 1 g，10 岁以上患儿每次服用 1.5 g，1~2 次 / d。

（二）针灸疗法

高热者，取风池、曲池、合谷、太冲等穴，施泻法；失语者，取哑门、通里、廉泉等穴，平补平泻；瘫痪者，取臂臑、曲池、外关、环跳、委中、阳陵泉、足三里、太溪等穴，平补平泻。留针 10~15 min，1 次 /d，7 次为 1 个疗程。

（三）西医疗法

1. 抗生素治疗 病原菌不明时，一般主张联合应用抗生素，可选用青霉素及氨苄青霉素联用，或应用第三代头孢菌素；已知病原菌者，应根据临床经验或药敏试验结果选择抗生素。

2. 对症治疗

（1）颅内压增高、脑水肿：甘露醇每次 0.5~1 g/kg，每 6~8 h 1 次，静脉注射，2~3 d 后酌情减量或停用。

（2）高热：迅速降温以防脑组织耗氧过多，减少惊厥发作。常用物理降温或解热镇痛类药物。

（3）惊厥：应及时控制，以免加重脑损伤。常用安定、氯硝西泮、苯妥英钠等静脉注射。

（4）肾上腺皮质激素：该病急性期在有效使用抗生素的同时，加用肾上腺皮质激素，有助于改善患儿一般状况，减轻脑水肿、拮抗纤维素生成，防止粘连。能明显缩短发热期，减少颅神经损害及脑积水的发生。

3. 合并症的治疗

（1）硬膜下积液：少量积液可自行吸收；液体量过多引起严重颅压高，或有积脓者，应予穿刺放液。

（2）脑室管膜炎：应采用侧脑室外引流，并给予局部用药。

4. 支持治疗　少量多次输入新鲜全血或血浆可提高患儿抵抗力，有助于提高疗效。近年报道用大剂量丙种球蛋白辅助治疗化脓性脑膜炎，取得较好疗效，每次 0.2~0.4 g/kg，1 次 /d，连用 5~7 d。

六、预防

化脑尤其是肺炎球菌脑膜炎，大多是由上呼吸道感染发展而来，因此对婴儿的呼吸道感染必须予以重视，平时即应建立良好的生活环境，注意保暖，多见阳光，多吸新鲜空气，进行必要的户外活动以增强身体抵抗力，并少与患呼吸道感染的患者接触，以尽量防止呼吸道感染的发生。新生儿脑膜炎的预防则与围生期保健有关，应彻底治疗产妇感染。新生儿如果暴露在严重污染环境中，则应使用抗生素预防。

第四节　病毒性脑炎

病毒性脑炎是指病毒直接侵犯脑实质而引起的原发性脑炎。该病一年四季均有发生，故又称散发性脑炎。引起脑炎常见的病毒有肠道病毒、单纯疱疹病毒、黏液病毒和其他一些病毒。临床上主要表现为脑实质损害的症状和颅内高压征，如发热、头痛、呕吐、抽搐，严重者出现昏迷。但由于病毒侵犯的部位和范围不同，病情轻重不一，形式亦多样。

本病属中医"温病""急惊风"范畴，以精神症状为主者属癫狂。该病是小儿最为常见的神经系统感染疾病之一，2 岁以内小儿脑炎的发病率高，主要发生在夏秋季节，轻者预后良好，重者可留有后遗症甚至导致死亡。

一、病因病机

本病为外感温热病毒，自口鼻而入者，多先犯于肺卫，见畏寒、发热、流涕等肺卫表证；由口而入者，多先犯于脾胃，见恶心、呕吐、腹泻等脾胃不和证。邪毒入里，或素体痰湿内蕴，邪毒内陷心、肝、脑窍而发病。因本病传变迅速，常无温疫卫气营血传变的典型特征，而易痰热壅阻或痰气郁结为主，病在心、肝、脑窍。外感温热之邪侵犯机体，痰热互结，热极生风，痰热蒙闭清窍，故见发热、头痛、项强；心失所主，肝风内动，轻者嗜睡、烦躁，重者神昏、抽搐。若热势不盛，以痰浊为主者，则见神志迷乱、精神异常之心窍闭阻之象。若痰阻经络，则血行不畅，肢体失养，见肢体麻木，行走不稳，甚至瘫痪。因此该病的病机以热毒、痰浊为主，在临床辨证时应辨偏痰盛、偏热盛。偏热者易内陷心肝，致昏迷抽风；偏痰盛者易蒙闭心络，致精神异常，肢体不用。

现代医学认为很多病毒都可以引起脑炎，其中最为常见的病毒即柯萨奇病毒和埃可病毒，其他有单纯疱疹病毒、水痘病毒、腮腺炎病毒、EB病毒等。大多数病毒经过呼吸道或胃肠道侵入人体，造成病毒血症，然后通过因感染而受到一定损害的血脑屏障进入脑组织。少数病毒可能沿周围神经或鞘膜进入脑内，如单纯疱疹病毒Ⅰ型、狂犬病病毒及脊髓灰质炎病毒等。到达中枢神经系统后，病毒可直接侵犯邻近的胶质细胞和神经元，也可能通过胶质细胞移行至易感神经元，或沿神经元的树突与轴突传播至其他神经元。部分病例可因病毒感染后的异常免疫反应而引起神经组织的病变。除少数病原外，本病缺乏特效疗法，治疗主要为对症处理。预后大多良好，严重病例可有肢体瘫痪、癫痫、智能减退等后遗症，或因脑损害严重、颅压高明显或脑疝而死亡。

二、临床表现

各种病毒引起的急性病毒性脑炎的临床表现差异较大，轻重不一，病程一般2周左右，多数病例可以完全恢复，仅少数留有癫痫、视力与听力障碍、肢体瘫痪及不同程度的智能迟缓后遗症。即使是同一病毒引起的感染，临床表现亦可不一，但多数有前驱症状。

1. 前驱症状　表现为上呼吸道或消化道的症状，如发热、头痛、咽痛、呕吐、腹泻、食欲减退等。

2. 神经及精神症状

（1）意识障碍：轻者对外界反应淡漠、迟钝或烦躁、嗜睡；重者出现谵妄、昏迷。

（2）颅内压增高：头痛、呕吐、头晕甚至出现脑疝，婴儿的前囟饱满。

（3）抽搐：可以为局限性、全身性或为持续状态。

（4）运动功能障碍：根据受损的部位可以表现为中枢性或周围性的一侧或单肢的瘫痪；亦可表现为锥体外系的运动障碍如舞蹈样动作，肌强直；亦可因脑神经瘫痪而有斜视、面瘫或吞咽障碍等。

（5）精神障碍：如记忆力减退、定向障碍、幻听、幻视；情绪改变、易怒，有时出现猜疑，常因此而误为精神病或额叶肿瘤。

3. 其他系统症状　病毒感染为全身性疾病，但各种病毒有其独特的临床表现。如埃可病毒及柯萨奇病毒感染时常出现细小的麻疹样皮疹或同时有心肌炎、心包炎。流行性腮腺炎时腮腺肿大（亦可在腮腺肿大之前先有脑炎）。单纯疱疹病毒感染时口唇周围出现疱疹。

三、临床诊断

（一）诊断要点

（1）多在春夏及初秋发病，常有病毒感染史。

（2）有发热、头痛、呕吐、腹泻、意识障碍，甚或惊厥昏迷等症状。婴幼儿前囟饱满。

（3）脑膜刺激征阳性，有时可引出病理反射。

（4）脑脊液外观清亮或微浑，压力轻度增高，细胞数大多在（10~500）×10^6/L，淋巴细胞占多数。蛋白轻度增多，糖和氯化物正常。少数病例脑脊液无明显改变。有条件者可做病毒分离及血清学检查。

（5）脑电图：常出现弥漫性慢波。

（二）鉴别诊断

1. **细菌性脑膜炎**　化脓性或结核性脑膜炎时均可见全身性感染症状及神经系统症候，急性期易与病毒性脑炎混淆。但细菌性脑膜炎脑膜刺激征常较为突出，脑脊液检查除细胞数增加外，糖或氯化物多有降低，蛋白升高较明显。

2. **脑肿瘤或脑脓肿**　小儿脑肿瘤亦可起病较急或伴有发热，脑脓肿的临床表现多不甚典型。二者均可出现颅内压增高、脑水肿及肢体运动障碍，惊厥也较常见，脑脊液可表现为压力增高、细胞及蛋白轻度升高，易与病毒性脑炎混淆。脑 CT 或 MRI 检查可以明确。

3. **脑囊虫病**　叫表现为颅压高、惊厥，脑脊液可见细胞及蛋白轻度升高，与病毒性脑炎相似。但前者起病相对缓慢，多无明显发热，可有食水猪肉病史，MRI 可见脑内多发囊虫结节。血和脑脊液的脑囊虫血清学检查可以确诊。

4. **急性脑病**　儿童重症肺炎及中毒型菌痢可出现急性脑病，脑水肿明显，临床表现以意识障碍、惊厥、颅内压增高征为主。但神经系统证候出现较早或出现于原发病的极期，进展更迅速，脑脊液除压力增高外多无其他改变。结合原发病特点，不难与病毒性脑炎鉴别。

四、辨证论治

本病的病机为痰热壅盛。起病急，热势盛者，见壮热不退、神志不清之热毒炽盛证，治以清热解毒，清心凉肝。起病缓，热势轻，见表情淡漠、喃喃自语之痰浊内阻证，治以涤痰开窍。恢复期正气不足，邪气留恋，见神志不清、四肢麻木，或瘫痪之气阴两虚、痰阻经络证，治以涤痰通络，兼益气养阴，并随证选用开窍、熄风、活血之法。

1. **痰热壅盛**

症状：起病急骤，高热不退，神志不清，或谵语妄动，或颈项强直，频繁抽搐，唇干烦渴，喉中痰鸣，恶心呕吐，大便不调，舌红，苔黄，脉浮数或滑数。

辨证：外感温热病毒内陷心肝，上扰清窍，热闭心脑则见神志不清，或谵语妄动；肝火相动则见抽搐。疾病初起也有邪犯肺卫，或邪犯脾胃者，各有其症，临床不难辨别。

论治：清热泻火为主，根据临床表现随证佐以解表透汗、清肝泻火、通腑泄热。

方药：清瘟败毒饮加减。若初起有畏寒发热、咳嗽流涕，继而出现头痛呕吐者，用银翘散加葛根 10 g、半夏 6 g、蚤休 10 g、石决明 10 g、钩藤 10 g；若先有腹疼、腹泻、呕吐，随后出现头痛项强者，用葛根黄芩黄连汤加马鞭草 10 g、地锦草 10 g、藿香 10 g、薏苡仁 10 g、焦山楂 10 g。若神昏谵妄抽风者，用清营汤合羚角钩藤汤；大便干者，加大黄 3 g、芒硝 6 g；喉中痰鸣者，加猴枣散；昏迷不醒者，加安宫牛黄丸；频繁抽搐者，加羚羊角粉 2 g。

2. 痰气郁结

症状：起病稍缓，症见神志抑郁，表情淡漠，目光呆滞，喃喃自语，或无由哭闹，纳少，小便自遗，苔白，脉弦滑。或表现为狂躁者，症见神志昏乱，烦闹不安，善惊易怒，嬉笑怒骂，甚至毁物伤人，舌红，苔腻，脉滑数。

辨证：痰浊蒙蔽清窍，神明失主，而见神志抑郁、表情淡漠等。若表现为狂躁者，则为痰火为祟。

论治：涤痰开窍。

方药：涤痰汤加减。偏痰火者，加龙胆草 6 g、黄芩 10 g、蚤休 6 g；躁乱不宁者，加石决明 10 g、牡蛎 10 g、礞石 30 g；抽搐者，加钩藤、天麻、僵蚕各 10 g。

3. 痰阻经络

症状：神志不清，肢体麻木，瘫痪，或面瘫、斜视，舌紫暗，脉弦滑。

辨证：常见于疾病后期，痰阻经络，肢体失用，而肢体废久不用，可延为气血、肝肾亏虚。经络运行不畅，气血循行障碍，常伴血瘀。

论治：涤痰通络为主，兼补气养血、补益肝肾。

方药：茯苓丸合桃红四物汤加减。肢体强直者，加白僵蚕、全蝎、白花蛇舌草、鸡血藤；震颤者，加龟板、鳖甲各 10 g；多汗者，加龙骨、牡蛎各

15 g；肉脱者，加黄芪、党参各 10 g；骨槁者，加地黄、枸杞子、沙苑子、菟丝子各 10 g；肢冷者，加桂枝 6 g、附子 3 g。

五、其他疗法

（一）中成药疗法

1. **羚羊感冒片**　清热解毒，疏表达邪。适用于本病卫气阶段。1~3 岁患儿每次服用 1 片，4~6 岁患儿每次服用 2 片，7~12 岁患儿每次服用 3 片，2 次 /d。

2. **安宫牛黄丸**　清热解毒，化痰开窍，镇惊安神。用于本病邪热深重，高热神昏抽搐者。1~3 岁患儿每次服用 1 g，4~6 岁患儿每次服用 1.5 g，6 岁以上患儿每次服用 2 g，2 次 /d。

3. **紫雪散**　清热解毒，重镇熄风。适于本病邪在气营，烦躁抽搐者。1~3 岁患儿每次服用 0.5 g，4~6 岁患儿每次服用 1 g，7~12 岁患儿每次服用 1.5 g，1~2 次 /d。

4. **凉膈散**　清热解毒，通下泻火。用于本病脏腑郁热，邪热亢盛者。1~3 岁患儿每次服用 1.5 g，4~6 岁患儿每次服用 3 g，2 次 / d。

（二）针灸疗法

主要用于恢复期及后遗症期治疗。上肢瘫者，取臂臑、曲池、外关、养老等穴位；下肢瘫者，取环跳、委中、阳陵泉、昆仑、太冲等穴位；震颤者，取手三里、间使、合谷、涌泉等穴位；失语者，取哑门、通里、廉泉等穴位；智力障碍者，取内关、合谷、四神聪、哑门、通里等穴位。平补平泻，留针 10~15 min，1 次 /d，10 次为 1 个疗程。

（三）西药治疗

1. **一般治疗**　急性期应卧床休息，加强护理。给予高热量、高蛋白、富含维生素饮食，不能进食者鼻饲喂养。注意观察体温、呼吸、脉搏、血压及瞳孔的变化，发现异常及时处理。对于昏迷及瘫痪患者要勤翻身以防压疮，注意保证呼吸道通畅。

2. 对症治疗

（1）积极控制惊厥：可给予安定，每次 0.3~0.5 mg/kg，静脉注射，或苯妥英钠负荷量。惊厥频繁或有惊厥持续状态者，止惊后应给予维持剂量的止惊剂，如苯巴比妥 3~5 mg/（kg·d），或卡马西平 15~20 mg/（kg·d）。

（2）控制脑水肿及颅内高压：每日液体入量应控制在 800~1200 mL/m²；可给予甘露醇每次 0.5~1 g/kg，静脉注射；或速尿每 4~8 h 1 次，每次 1~2 mg/kg，1~3 次 /d；对脑水肿及颅压高严重或有脑疝危险者，可短程应用肾上腺皮质激素。

（3）退热：对高热患者应积极降温，可采用解热镇痛药或物理降温。

3. 支持治疗　可给予新鲜血或血浆，每次 5~10 mL/kg，1 次 /d，静脉输注；或大剂量丙种球蛋白静脉注射，每次 0.1~0.4 g/kg，1 次 /d，连用 3~5 次。

4. 病因治疗　对于疱疹病毒脑炎可给予阿昔洛韦治疗；其他病毒感染者可酌情选用干扰素、更昔洛韦、病毒唑、免疫球蛋白等。

六、预后及预防

1. 预后　病毒性脑炎的预后与所感染的病原密切相关。单纯疱疹病毒引起者预后较差。不少存活患者留有不同程度的后遗症。

2. 预防　除注意体格锻炼外，注射各种减毒病毒疫苗（麻疹、流行性腮腺炎、风疹等）是预防病毒性脑炎的根本途径。

第四章

发热出疹性疾病

第一节 麻 疹

麻疹是由外感麻毒时邪引起的一种急性出疹性时行疾病。以发热，咳嗽，流涕，眼泪汪汪，全身布满红色斑丘疹及早期口腔两颊黏膜出现麻疹黏膜斑为特征。因其疹点如麻粒大，故名麻疹。

麻疹也称"瘄""痧"，在古代属儿科四大要证之一。麻疹最早的记载见于宋代《小儿药证直诀》："面燥腮赤，眼胞亦赤，呵欠顿闷，咳嗽喷嚏，乍凉乍热，手足稍冷。"本病一年四季都有发生，但好发于冬、春二季，且常引起流行。发病年龄以6个月至5岁为多。本病发病过程中若治疗调护适当，出疹顺利，大多预后良好；反之，调护失宜，邪毒较重，正不胜邪，可引起逆证险证，危及生命。我国普遍使用麻疹减毒疫苗预防接种，使本病发病率显著下降，有效地控制了大流行。近年来，临床上非典型麻疹病例增多，症状较轻，病程较短，麻疹逆证少见，发病有向较大年龄者推移的现象。患病后一般可获终生免疫。

一、病因病机

中医认为，麻疹的主要发病原因为感受麻毒时邪。麻毒时邪从口鼻吸入，侵犯肺脾。肺主皮毛，属表，开窍于鼻，司呼吸。毒邪犯肺，早期邪郁肺卫，宣发失司，临床表现为发热、咳嗽、打喷嚏、流涕等，类似伤风感冒，此为初热期。脾主肌肉和四末，麻毒入于气分，正气与毒邪抗争，驱邪外泄，皮疹透发于全身，并达于四末，疹点出齐，此为见形期。疹透之后，毒随疹泄，麻疹逐渐收没，热去津伤，进入收疹期。这是麻疹顺证的病机演变规律。

麻疹以外透为顺，而内传为逆。若正虚不能托邪外出，或因邪盛化火内陷，或因复感外邪、调护不当等均可导致麻疹透发不顺，形成逆证。如麻毒内陷于肺，肺气闭郁，则形成邪毒闭肺之咳嗽、喘息之症。麻毒循经上攻咽喉，疫毒壅阻，咽喉不利，而致声音嘶哑、咽喉红肿等喉痹证。若毒热炽盛，入营迫血外行，则皮肤出现紫红色斑丘疹并融合成片，以及出现鼻衄、吐血、便血等症。若麻毒内陷厥阴，蒙蔽心窍，引动肝风，则可形成抽搐、昏迷等邪陷心肝证。若患儿正气不足，麻毒内陷，正不胜邪，阳气外脱，可出现内闭外脱之险证。此外，麻毒移于大肠，可引起发热下利。

二、临床表现

1. 典型麻疹

潜伏期：无临床症状，一般为 10~14 d，曾接受主动或被动免疫者为 21~28 d。

前驱期：从发热到出疹一般 3~4 d。主要表现为：①发热：热型不定；②结膜炎：充血、流泪、畏光、眼睑水肿；③呼吸道卡他症状：打喷嚏、流涕、咳嗽；④黏膜斑：白色斑点（0.5~1 mm），周围红晕，一般于疹前 1~2 d 出现，疹后 2~3 d 消失。

出疹期：发病后 3~5 d，皮疹从耳后发际 – 额面 – 手脚心（自上而下）的顺序出现，3 d 出齐，皮疹为 1~4 mm、玫瑰色斑丘疹、高出皮面、可融合，疹间皮肤正常。出疹时体温可高达 40 ℃，伴嗜睡，或烦躁哭闹，咳嗽加重；肺部可闻及啰音；颈淋巴结肿大，肝脾轻度肿大。

恢复期：一般在出疹 3~5 d 后，皮疹按出疹顺序消退，伴糠麸样脱屑及褐色色素沉着，全身情况好转。总病程 10~14 d。

2. 非典型麻疹

轻型：多见于婴儿，或近期接受过被动免疫，或接种麻疹疫苗者。表现为体温多在 39.0 ℃以下，前驱期短、轻，一般无麻疹黏膜斑；皮疹稀疏；无脱屑及色素沉着；无并发症。

重型：多见于病毒毒力过强或患者体弱者。表现为中毒症状重，持续高热，皮疹密集、融合成片，或疹出不透，或出而骤退，或呈出血性皮疹，伴消化道出血；伴神经系统症状者见气促，发绀，嗜睡，谵妄，甚或昏迷抽搐；伴肺炎者见肺部可闻及较多湿性啰音；伴循环衰竭者见面色苍白，四肢厥冷，脉微，血压下降等。

无皮疹型：见于免疫力较强或应用免疫抑制剂者。表现为仅有麻疹黏膜斑，确诊赖于血清学检测及麻疹黏膜斑。

异型麻疹：多见于疫苗后再感染者。一般表现为全身中毒症状重，高热，前驱期短，常无麻疹黏膜斑，出疹期长，逆行出疹、多型皮疹（斑丘疹、荨麻疹、瘀点和水疱混合存在）。多并发肺炎、肝炎、胸腔积液等。

三、并发症

1. 肺炎　由麻疹病毒引起的间质性肺炎常在出疹及体温下降后消退。支气管肺炎更常见，为细菌继发感染所致，常见致病菌有肺炎链球菌、链球菌、金黄色葡萄球菌和流感嗜血杆菌等，故易并发脓胸或脓气胸。腺病毒性肺炎以 6 个月至 2 岁儿童多见，早期肺部症状不明显，而 X 线所见明显。

2. 喉炎　麻疹病毒本身可导致整个呼吸道炎症。由于 3 岁以下儿童喉腔狭小、黏膜层血管丰富、结缔组织松弛，如继发细菌或病毒感染，可造成呼吸道阻塞而需行气管切开术。临床表现为声音嘶哑、犬吠样咳嗽、吸气性呼吸困难及三凹征，严重者可窒息死亡。

3. 脑炎　发病率为 1‰~2‰，多在出疹后 2~5 d 再次发热，外周血白细胞增多；出现意识改变、惊厥、突然昏迷等症状。脑脊液改变为：轻度单核细胞及蛋白增多，糖正常。病死率在 10%~25%；存活者中 20%~50% 表现有运动、智力或精神上的后遗症。

4. 亚急性硬化性全脑炎 是一种急性感染的迟发性并发症，发病率约为百万分一；表现为大脑机能的渐进性衰退；在神经系统症状出现前若干年有典型麻疹史，并完全恢复。85%患者起病在5~15岁，开始症状很隐匿，有轻微的行为改变和学习障碍，随即智力下降，并出现对称性、重复的肌阵挛，间隔5~10 s；随疾病进展，肌阵挛消失，出现其他各种异常运动和神经功能障碍，有共济失调，视网膜、视神经萎缩等；最后发展至木僵，昏迷，自主功能障碍，去大脑强直等。病程快慢不一，大部分患者在诊断后1~3年死亡，个别能存活10年以上。

5. 营养不良与维生素A缺乏症 麻疹过程中由于高热、食欲不振，可使患儿营养状况变差、消瘦；常见维生素A缺乏，角膜混浊、软化，且发展极迅速，最后导致失明。

6. 其他 结核病恶化等。

四、临床诊断

（一）诊断要点

1. 流行病学资料 主要为预防接种史和接触史。

2. 各期典型临床特征 ①前驱期：卡他征＋麻疹黏膜斑；②出疹期：出疹顺序及形态，疹出热高特点；③恢复期：糠麸样脱屑和色素沉着。

3. 实验室检查 ①前驱期：白细胞总数正常或降低，淋巴细胞相对增多。②麻疹初热期：取患儿口腔黏膜或鼻咽拭子涂片，如找到多核巨细胞有助于诊断。③麻疹抗体检测：在疾病早期和恢复期，血清抗体升高（特异性IgM或IgG ≥ 4倍）。

（二）鉴别诊断

临床应与风疹、幼儿急疹、肠道病毒疹或呼吸道病毒引起的出疹性疾病相鉴别。

五、辨证论治

麻疹在发病过程中，主要需判断证候的顺逆，以利掌握证情及预后。治疗麻疹时，因麻为阳毒，以透为顺，故以"麻不厌透""麻喜清凉"为指导原则。因为本病病原是麻毒时邪，治疗目的在于驱邪透达于外，故在麻毒未曾尽泄之前总以透疹为要。透疹宜取清凉，辛凉透邪解热，不可过用苦寒之品，以免伤正而外邪内陷。还要按其不同阶段辨证论治，一般初热期以透表达邪外出为主，见形期以凉解透疹为主，收疹期以养阴清解余邪为主。各期治疗时注意透发防耗伤津液，清解勿过于寒凉，养阴忌滋腻留邪。

（一）顺证

1. 初热期

症状： 发热，微恶风寒，鼻塞流涕，打喷嚏，咳嗽，两眼红赤，泪水汪汪，倦怠思睡，小便短赤，大便稀溏。发热第 2~3 天，口腔两颊黏膜红赤，贴近臼齿处见微小灰白色麻疹黏膜斑，周围红晕，由少渐多。苔微黄，脉浮数。

辨证： 麻毒由口鼻而入，首犯肺卫，邪郁于表，肺气不宣，故发热，咳嗽，微恶风寒，鼻塞流涕。热毒初盛，上熏苗窍，故两眼红赤，泪水汪汪，口腔出现麻疹黏膜斑。麻为阳毒，症以热象为主，故小便短赤，苔微黄，脉浮数。

论治： 辛凉透表，清宣肺卫。

方药： 宣毒发表汤加减。咽痛蛾肿者，加射干、马勃各 6 g，清利咽喉；壮热阴伤者，加生地黄、玄参、石斛各 10 g，养阴清热；烦闹、尿黄赤短少者，加淡竹叶 10 g，清热利尿；风寒外束、腠理开合失司、影响透疹者，加麻黄 6 g、细辛 3 g，辛温透表。

2. 见形期

症状： 发热持续，起伏如潮，每潮热一次，疹随外出。疹点按次序先见于耳后发际，继而头面、颈部、胸腹、四肢，最后手心、足底、鼻准部都见疹点即为出齐。初起疹点细小而稀少，逐渐加密，疹色先红后暗红，抚之碍手。伴口渴引饮，目赤眵多，咳嗽加剧，烦躁或嗜睡，舌红，苔黄，脉数。

辨证：麻为阳邪，犯肺入胃，邪正相争则热，麻毒外透则疹出，故随潮热而分批出疹，此期热势最高，起伏如潮，每潮热一次，疹随外出，所谓"潮热和平方为福，证逢不热非大吉"。肺胃气分热盛，故咳嗽加剧，烦躁或嗜睡，目赤眵多，舌红，苔黄，脉数。

治法：清凉解毒，佐以透发。但不能过于苦寒，以免遏邪。

方药：清解透表汤加减。若疹点红赤、紫暗，融合成片者，加牡丹皮10 g、紫草6 g清热凉血；热炽口干者，加生地黄、玄参各10 g生津清热；咳嗽盛者，加桔梗、桑白皮、杏仁各10 g清肺化痰；壮热、面赤、烦躁者，加山栀10 g、黄连6 g、石膏20 g清热泻火；齿衄、鼻衄，加藕节炭、白茅根各10 g凉血止血。

3. 收疹期

症状：疹点出齐，热势渐退，咳嗽减轻，声音稍哑，疹点依次回没，伴皮肤糠麸状脱屑，并有色素沉着，食欲增加，精神好转，舌红少津，苔薄或无苔或少苔，脉细软或细数。

辨证：麻毒已透，故疹点依次回没；邪退正复，故热势渐退、食欲增加，精神好转；肺阴亏损，故咳嗽减轻，声音稍哑；热退阴津耗损，故皮肤糠麸状脱屑，舌红，苔少，脉细数。

治法：养阴益气，清解余邪。本期重在养阴，虚火旺者佐以凉血降火，气虚者兼益气。

方药：沙参麦冬汤加减。低热不清者，加地骨皮、银柴胡各10 g，清肺退虚热；纳谷不香者，加谷芽、麦芽各10 g养胃健脾；大便干结者，加全瓜蒌、火麻仁各10 g以润肠通便。

（二）逆证

1. 邪毒闭肺

症状：高热烦躁，咳嗽气促，鼻翼煽动，喉间痰鸣，疹点紫暗或隐没，口渴唇干，甚者面色青灰，口唇发绀，舌红，苔黄腻，脉数。

辨证：此证即为麻疹并发肺炎。麻毒之邪炽盛，或他邪随之侵袭，闭郁于肺，故高热烦躁，咳嗽气促，鼻翼煽动。肺气阻遏，气滞血瘀，血流不畅，故面色青灰，口唇发绀；邪热内盛，故口渴唇干，舌红，苔黄腻，脉数。

论治：宣肺开闭，清热解毒。此期易致邪热内陷气营，有伤阴劫津之象，故可用苦寒之品泻火通腑，急下存阴。

方药：麻杏石甘汤加减。咳剧痰多者，加浙贝母、鲜竹沥、天竺黄各10g清肺化痰；咳嗽气促者，加苏子、葶苈子各10g降气平喘；口唇发绀者，加丹参、红花各10g活血化瘀；痰黄热盛者，加黄芩、鱼腥草、虎杖各10g清肺解毒；大便干结，苔黄，舌红起刺者，加黄连6g、大黄3g、山栀子10g苦寒直降里热，泻火通腑，急下存阴。

2. 邪毒攻喉

症状：咽喉肿痛，声音嘶哑，咳声重浊、声如犬吠，喉间痰鸣，甚则吸气困难，胸高胁陷，面唇发绀，烦躁不安，舌红，苔黄腻，脉滑数。

辨证：热毒上攻，痰阻咽喉。咽喉为肺胃之门户，肺胃热毒循经上攻咽喉，故咽喉肿痛，咳声重浊、声如犬吠。痹阻气道，则喉间痰鸣甚，则吸气困难；气滞血瘀，故面唇发绀；痰热内阻，故烦躁不安，舌红，苔黄腻，脉滑数。

论治：清热解毒，利咽消肿。若热闭腑实，宜通下以启上。

方药：清咽下痰汤加减。大便干结者，可加大黄3g、玄明粉6g泻火通腑；咽喉肿痛者，加六神丸清利咽喉。

3. 邪陷心肝

症状：高热不退，烦躁，谵妄，甚则神昏、抽搐，疹点密集成片、色紫红，舌红绛起刺，苔黄糙，脉数。

辨证：麻毒化火，内陷心包，蒙闭清窍，故谵妄、烦躁、神昏；热毒炽盛，引动肝风，发为抽搐；热盛入营动血，致疹点密集成片，色紫红，舌红绛起刺，苔黄糙，脉数。

论治：平肝熄风，清营解毒。

方药：羚角钩藤汤加减。痰涎壅盛者，加石菖蒲 10 g、陈胆南星 10 g、矾水郁金 6 g、鲜竹沥 10 mL 清热化痰开窍；大便干结者，加大黄 3 g、芒硝 6 g 清热通腑；高热、神昏、抽搐者，可选用紫雪丹、安宫牛黄丸以清心开窍、镇惊熄风。

六、其他疗法

（一）单方验方疗法

（1）蒲公英、大青叶各 500 g，加工成浓缩液 750 mL。每次服 3~5 mL，3 次 /d，用于邪毒闭肺证。

（2）鲜芦根、鲜白茅根、鲜石斛各 30 g，煎汤代茶。用于收疹期阴津耗伤证。

（二）外治疗法

（1）芫荽子（或新鲜茎叶）适量，加鲜葱、米酒同煎取汁。趁热熏蒸，然后擦洗全身，再覆被取汗。用于麻疹透发不畅者。

（3）麻黄、芫荽、浮萍各 15 g，黄酒 60 mL，加水适量煮沸。让水蒸气满布室内，再用毛巾蘸取药液敷患儿头面、胸背。用于麻疹透发不畅者。

（4）西河柳 30 g，荆芥穗、樱桃叶各 15 g，煎汤熏洗。用于麻疹透发不畅者。以上疗法应注意使用安全，避免烫伤。

（三）西药疗法

1. 对症治疗　高热时可用小量退热剂；烦躁时可适当给予苯巴比妥等镇静剂；剧咳时用镇咳祛痰剂；继发细菌感染可给予抗生素。体弱者可早期静脉注射丙种球蛋白。

2. 并发症治疗　根据各种并发症的发生，给予相应的治疗。抗生素无预防并发症的作用，故不宜滥用。

七、预防及护理

（一）预防

1. 管理传染源　对患者应严密隔离，对接触者隔离检疫 3 周；流行期间托幼机构应暂停收入易感儿。麻疹患儿应早发现、早隔离、早治疗。一般在出疹第 6 天即无传染性。并发肺炎者，隔离时间延长至疹后 10 d。

2. 切断传播途径　病室注意通风换气，充分利用日光或紫外线照射；医护人员离开病室后应洗手更换外衣，或在空气流通处停留 20 min 方可接触易感者。

3. 保护易感人群

（1）自动免疫：麻疹灭活疫苗的应用是预防麻疹最有效的根本办法。现在国家进行麻疹疫苗接种为 8 月龄初始 1 针，6 岁加强 1 针。由于注射疫苗后的潜伏期比自然感染潜伏期短，故易感者在接触患者后 2 d 接种活疫苗，仍可预防麻疹发生或可减轻症状和减少并发症。

（2）被动免疫：有密切接触史的体弱、患病、年幼的易感者，应采用被动免疫。可肌内注射丙种球蛋白 0.1~0.25 mL/kg。若在接触后 5 d 内注射者可防止发病，6~9 d 注射者可减轻症状，免疫有效期 3 周。

（二）护理

麻疹的护理工作极为重要，无论在初热期、见形期或收疹期，都不可忽视。如果护理得当，可以减少并发症，使患儿顺利康复。应注意以下几个方面：卧室空气流通，温度、湿度适宜，避免直接吹风受寒和过强阳光刺激，床铺被褥舒适柔软，环境安静。注意补足水分，饮食应清淡，易消化，发热出疹期忌油腻辛辣之品，恢复期宜营养丰富食物。注意保持眼睛、鼻孔、口腔、皮肤的清洁卫生，每日按时清洗，防止破溃感染，发生并发症。

第二节　风　疹

风疹是感受风疹病毒引起的急性出疹性疾病。以轻度发热，咳嗽，皮肤出现淡红色斑丘疹，耳后及枕部淋巴结肿大为特征。一年四季都可发病，多发于冬春季节，可造成流行。好发于 1~5 岁小儿，病后可获持久性免疫。但孕妇妊娠早期患本病，可损害胚胎，影响胎儿正常发育，导致流产、死胎，或先天性心脏病、白内障、脑发育障碍等，值得重视。

本病属中医"温病"范畴。古代称之为"风痧""瘾疹""风瘾"等。

一、病因病机

中医认为本病是由于外感风热时邪，由口鼻而入，郁于肺卫，蕴于肌腠，发于皮肤所致。本病一般病情较轻，多见邪犯肺卫证，恢复较快，少见并发症，故称之为"皮肤小疾"。风热时邪从口鼻而入，郁于肺卫，蕴于肌腠，与气血相搏，发于肌肤。邪轻病浅者，一般只伤及肺卫，见恶风、发热、咳嗽等症，皮肤发出皮疹色泽浅红，分布均匀，邪泄之后迅速康复。若邪毒重者则可见高热烦渴，疹点红艳紫赤、密集等热毒内传营血、气营两燔证候。邪毒与气血相搏，阻滞于少阳经络则发为耳后及枕部淋巴结肿大。本病多数邪毒外泄，疹点透发之后，随之热退病解。发病重者，其病机重点在肺胃气分，涉及营血。一般不会出现邪陷心肝、内闭外脱等重证、变证。

现代医学认为本病由风疹病毒（RNA病毒）通过空气飞沫传播侵入人体，在呼吸道黏膜增殖后进入血液循环引起原发性病毒血症，可通过白细胞到网状内皮系统，受染的网状内皮细胞坏死，病毒释放再次入血，引起继发性病毒血症，出现发热、呼吸道症状及淋巴结肿大。

二、临床表现

（一）后天感染者

潜伏期：一般为14~21 d。

前驱期：症状轻，一般为0.5~1 d；可见低热（38~39 ℃）、咳嗽、轻微上感症状，但枕后、耳后、颈后淋巴结肿有压痛，一般在出疹后持续1周。

出疹期：全身症状不严重，如体温很少超过38.4 ℃，发热第1~2天出疹，1 d遍及全身，皮疹由面至全身，散在斑丘疹或针尖状或猩红热状疹，消退迅速，持续时间不超过3 d。

恢复期：出疹后第3天皮疹消退，皮疹退后可有细小脱屑，无色素沉着。

全身症状消失。

极少数患儿可合并关节痛和关节炎、脑炎、脊髓炎和周围神经炎。

（二）先天性感染者

宫内表现：流产、死胎、发育迟缓、畸形。

出生时缺陷：低体重、听力障碍、先天性心脏病、肝脾大、白内障和视网膜病、小头畸形、血小板减少性紫癜、骨发育不良。

迟发性疾病：听力丧失、内分泌病（糖尿病、甲状腺功能障碍和生长激素缺乏）、白内障或青光眼、进行性全脑炎。

三、临床诊断

（一）诊断要点

（1）患儿有风疹接触史。

（2）病初类似感冒，发热 1~2 d 后皮肤出现淡红色斑丘疹，再经 1 d 后布满全身；出疹 1~2 d 后，发热渐退，疹点逐渐隐退。疹退后可有皮屑，无色素沉着。

（3）耳后、枕部及颈后淋巴结肿大。

（4）实验室检查可见白细胞总数减少，淋巴细胞相对增多；血清学检测风疹病毒抗体，患儿恢复期较病初期血清抗体增加 4 倍以上可确诊。

（二）鉴别诊断

与其他出疹性疾病相鉴别。

四、辨证论治

风疹辨证要点主要是分别证候轻重。轻微发热，精神安宁，疹色淡红，分布均匀，病程在 3~4 d 者为轻证。病在肺卫。壮热烦渴，疹色鲜红或紫暗，分布密集，出疹持续 5~7 d 才见消退，病程较长者为重证，病在气营。风疹的治疗以疏风清热解毒为原则。邪在肺卫者，治以疏风清热透疹；邪在气营者，治以清热凉营解毒。

1. 邪郁肺卫

症状： 发热恶风，打喷嚏，流涕，轻微咳嗽，精神倦怠，食欲欠佳，皮疹浅红，先起于头面、躯干，随即遍及四肢，疹点稀疏细小，分布均匀，2~3 d 消退，有瘙痒感，耳后及枕部等淋巴结肿大，舌偏红，苔薄白或薄黄，脉浮数。

辨证：风热时邪犯于肺卫，宣发失职，则见发热恶风、条喷嚏、流涕、轻微咳嗽等肺卫表证；邪热与气血相搏，外泄肌肤，故皮疹浅红；邪随疹透，病情较轻，则见疹点稀疏细小，分布均匀，2~3 d 消退；风犯肌腠，故有瘙痒感；邪热与气血搏结，郁于足少阳胆经，故耳后、枕部等淋巴结肿大；舌偏红，苔薄白，为风热之证。

论治：疏风解表，清热透疹。

方药：银翘散加减。耳后与枕部淋巴结肿大疼痛者，加蒲公英、夏枯草、玄参各 10 g，清热解毒散结；咽喉肿痛者，加僵蚕 10 g、木蝴蝶 6 g、板蓝根 15 g，清热解毒利咽；皮肤瘙痒者，加蝉蜕 6 g、僵蚕 10 g，祛风止痒。

2. 邪热炽盛

症状：壮热，口渴，烦躁哭闹，疹色鲜红或紫暗，疹点较密，甚则融合成片，小便黄少，大便秘结，舌红，苔黄糙，脉洪数。

辨证：邪热炽盛，气分热盛，故壮热，口渴；气分燔灼，内扰营血，心神不宁，故烦躁哭闹；气营两燔，血热较盛，透发肌肤，故疹色鲜红或紫暗，疹色紫暗且分布密集者为热伤营血，阴血亏虚，病情较重；邪热内盛，耗伤津液，故小便黄少，大便秘结；舌红，苔黄糙，脉洪数，为气分热盛之征。

论治：清热解毒，凉营透疹。

方药：透疹凉解汤加减。口渴甚者，加天花粉、鲜芦根各 10 g，清热生津；大便干结者，加大黄 3 g、芒硝 6 g，泻火通腑；疹色紫暗而密者，加生地黄 10 g、牡丹皮 10 g、紫草 6 g，清热凉血，养阴止血。

五、其他疗法

（一）中成药疗法

1. 板蓝根冲剂　每服 1 包，3 次 / d。用于邪犯肺卫证。

2. 清开灵冲剂　每服 1 包，3 次 / d。用于气营两燔证。

（二）西医疗法

无特效治疗方法，主要是对症支持治疗，如退热、止咳等。

六、预防及护理

（一）预防

（1）风疹流行期间，避免带易感儿童去公共场所。

（2）与风疹患者有密切接触史的儿童，可予口服板蓝根冲剂。

（3）保护孕妇，尤其妊娠早期3个月内，避免与风疹患者接触。

（4）有条件者对儿童、婚前女子接种风疹疫苗，可预防本病。

（二）护理

（1）对于风疹患儿一般不必采取隔离措施，但在易感儿童集中的地方，可适当隔离，一般隔离至出疹后5 d。

（2）出疹期间不随便外出，防止交叉感染，发生其他合并症。

（3）注意休息与保暖，衣服柔软，皮肤瘙痒时切莫抓挠，以免皮肤破损感染。

（4）体温较高者，可用物理降温法，同时多饮开水。

（5）饮食宜清淡易消化，不宜吃辛辣、煎炸食物。

第三节　水　痘

水痘是由感受水痘时邪引起的急性发疹性时行疾病。以发热，皮肤分批出现丘疹、疱疹、结痂为特征。因其疱疹内含水液，形态椭圆，状如豆粒，故称水痘，也称水花、水疮、水疱。古代有关水痘病的论述始于宋代，《小儿药证直诀·疮疹候》中最早提出"水疱"之名。《小儿卫生总微论方》则正式立名"水痘"：其疮皮薄，如水泡，破即易干者，谓之水痘。

本病一年四季都有发生，但多见于冬春两季。任何年龄都可发病，而以1~4岁儿童为多见。本病传染性强，容易造成流行。预后一般良好，愈后皮肤不留瘢痕。患病后可获终身免疫。若是接受肾上腺皮质激素或免疫抑制剂治疗的患者罹患本病，症状严重，甚至可危及生命。

一、病因病机

水痘病因为外感水痘时邪，犯于肺脾而发病，其病在肺脾两经。时行邪毒由口鼻而入，蕴郁于肺卫，故见发热、流涕、咳嗽等症状。病邪郁于肺脾，因肺主皮毛，脾主肌肉，时邪与内湿相搏，外透于肌表，则发为水痘。若毒邪尚轻，病在卫表者，则疱疹稀疏，点粒分明，全身症状轻浅；少数患儿素体虚弱，感邪较重，邪毒炽盛，内犯气营，可见疱疹稠密，色呈紫红，多伴有壮热口渴。甚者毒热化火，内陷心肝，出现神昏、抽搐。若邪毒闭阻于肺，可见气喘、咳嗽、鼻煽等重症。

现代医学认为，该病由水痘－带状疱疹病毒在细胞内繁殖引发，经患儿的飞沫或直接接触疱液而传染。病毒由呼吸道侵入，先在鼻咽部繁殖后入血及淋巴液，在网状内皮细胞系统再次增殖，侵入血液引起第2次病毒血症和全身病变，主要损害部位在皮肤，但皮肤损害表浅，脱痂后不留瘢痕。皮疹分批出现与间歇性病毒血症有关。

二、临床表现

1. 潜伏期　一般为14~15 d。

2. 前驱期　婴儿多无前驱症状或症状轻微，皮疹和全身症状多同时出现。年长儿初起可有发热、流涕、咳嗽、不思饮食等症，可在1~2 d后出现皮疹。

3. 出疹期　多在发病24 h内出现皮疹，迅即变为米粒至豌豆大的圆形紧张水疱，周围明显红晕，有的水疱中央呈脐窝状。皮疹先发于头皮、躯干受压部分，后见于躯干、四肢，呈向心性分布。经2~3 d水疱干涸结痂，痂脱而愈。皮损以躯干为多，次于颜面、头部，四肢较少，掌跖更少。黏膜亦常受侵，如口腔、咽部、眼结膜、外阴、肛门等处。皮损常分批发生，因而丘疹、水疱和结痂往往同时存在。

4.恢复期 水痘为自愈性疾病，总病程一般 10 d 左右。

除了上述典型水痘外，临床还有重症水痘，表现为高热，皮疹呈离心分布，四肢多、有脐眼疱疹内有出血；先天性水痘，主要表现为皮肤瘢痕，眼、脑畸形。新生儿水痘，主要因母产前后 1 周内患病或水平传播，生后 5~10 d 发生严重致死性出血性水痘，伴发热并常累及肺和肝脏，病死率高达 30%。

三、并发症

1.皮肤疱疹继发感染 可引起脓疱疹、蜂窝织炎、败血症等。

2.肺炎 儿童常为继发性肺炎，多发生于病程后期 2~3 周，X 线有间质性肺炎样病变。

3.水痘脑炎 常于出疹后 1 周发病。临床表现与脑脊液所见与一般病毒性脑炎相似，病死率约 5%，存活者 15% 有永久性后遗症，如癫痫、智力减退或行为异常等。

4.神经系统 格林–巴利综合征、横断性脊髓炎、面神经瘫痪，伴暂时性视力丧失的视神经炎和下丘脑综合征、Reye 综合征等。

5.其他 水痘肝炎、心肌炎、肾炎等均很少见。

四、临床诊断

（一）诊断要点

（1）起病 2~3 周前有水痘接触史。

（2）临床表现为初起有发热、流涕、咳嗽、不思饮食等症，发热体温大多不高，发热 1~2 d，头面、发际及全身其他部位出现红色斑丘疹，以躯干部位较多，四肢部位较少。疹点出现后，很快变为疱疹，呈椭圆形，大小不一，内含水液，周围红晕，疱壁薄易破，常伴瘙痒，继则结成痂盖脱落，不留瘢痕。

（3）皮疹分批出现，此起彼落，在同一时期，丘疹、疱疹、干痂并见。

（4）实验室检查提示外周血白细胞总数正常或偏低。刮取新鲜疱疹基底物，用瑞特或吉姆萨染色检查多核巨细胞，用酸性染色检查核内包涵体。

（二）鉴别诊断

（1）麻疹、风疹、奶麻、丹痧均为斑丘疹，皮疹布遍全身，形态细小如针尖或粟粒状，但无疱疹、结痂现象。

（2）脓疱疮多发于炎热夏季，疱疹较大，壁较薄，内含脓液，不透亮，容易破溃，破溃后随脓液流溢蔓延附近皮肤而发，多发于头面部及四肢暴露部位，疱液可培养出细菌。

五、辨证论治

水痘的辨证以卫气营血为主，根据临床症状辨别疾病之轻证和重证。轻证痘形小而稀疏、色红润，疱内浆液清亮，或伴有轻度发热、咳嗽、流涕等症状，病在卫气。重证水痘邪毒较重，痘形大而稠密、色赤紫，疱浆较浑，伴有高热、烦躁等症状，病在气营，易见邪毒闭肺、邪陷心肝变证。

本病治疗，以清热解毒利湿为总的原则。轻证以肺卫受邪为主，治以疏风清热解毒，佐以利湿；重证邪炽气营，治以清热凉营，解毒化湿。对邪毒闭肺，邪陷心肝之变证，当治以开肺化痰、镇痉开窍、清热解毒等法。

1. 邪伤肺卫

症状： 轻微发热，或无发热，鼻塞流涕，伴有喷嚏及咳嗽，1~2 d 皮肤出疹，疹色红润，疱浆清亮，根盘红晕不明显，疹点稀疏，此起彼伏，以躯干为多，舌苔薄白，脉浮数。

辨证： 时行邪毒由口鼻而入，郁于肺卫，故发热、流涕、打喷嚏、咳嗽等；肺主皮毛，脾主肌肉，正气抗邪外出，时邪夹湿透于肌表，正盛邪轻，故水痘疱浆清亮，根盘红晕不明显，疹点稀疏。舌苔薄白，脉浮数，为病在卫表之象。

论治： 疏风清热，利湿解毒。

方药： 银翘散加减。疹密色红者，加当归 10 g、赤芍 10 g、紫草 6 g，活血凉血；咳嗽有痰者，加杏仁、浙贝母各 10 g，宣肺化痰；咽喉疼痛者，加板蓝根、僵蚕各 10 g，清热解毒利咽；头痛者，加菊花、蔓荆子各 10 g，疏风清热止痛；皮疹瘙痒者，加蝉蜕 6 g、地肤子 10 g，祛风止痒。

2. 毒炽气营

症状： 高热不退，烦躁，口渴，面红目赤，水痘分布较密，根盘红晕显著，疹色紫暗，疱浆混浊，大便干结，小便黄赤。舌红或舌绛，苔黄糙而干，脉洪数。

辨证： 热毒炽盛，气分热盛，故高热不退，烦躁、口渴、面红目赤等；毒传营分，与内湿相搏外透肌表，故见水痘密集，根盘色红，疹色紫暗，疱浆混浊；热伤津液，故大便干结，小便黄赤；舌苔黄糙而干、质红绛，脉洪数，均为热毒之象。

治法： 清热凉营，解毒化湿。

方药： 清胃解毒汤加减。唇燥口干，津液耗伤者，加麦冬、芦根各10 g，养阴生津；口舌生疮、大便干结者，加生大黄3 g、全瓜蒌10 g，泻火通腑。

水痘发病过程中，若出现高热、咳嗽、气喘、鼻煽、发绀等症，此为邪毒闭肺之变证，治当清热解毒、开肺化痰，可予麻杏石甘汤加减；若见壮热不退，意识模糊，口渴烦躁，甚则昏迷，抽搐等症，此为邪毒内陷心肝之变证，治当凉血泻火，熄风开窍，予清瘟败毒饮加减，并吞服紫雪丹或安宫牛黄丸。

六、其他疗法

（一）中成药疗法

（1）板蓝根冲剂每次1包，3次/d。用于邪伤肺卫证。

（2）清开灵注射液10~20 mL/次，加入10%葡萄糖液中静脉滴注，1次/d。用于毒炽气营证。

（二）单方验方疗法

（1）金银花12 g、甘草3 g水煎，连服2~3 d。用于邪伤肺卫证。

（2）蜡梅花5 g，连翘、金银花、菊花、赤芍、紫花地丁各10 g，板蓝根15 g，蝉蜕、甘草各3 g，黄连1.5 g，水煎服，每日1剂。用于毒炽气营证。

（三）外治疗法

（1）苦参、芒硝各30 g，浮萍15 g，煎水外洗，2次/d。用于水痘皮疹较密，瘙痒明显者。

（2）青黛散香油调后外敷，1 次 /d，用于疱疹破溃、化脓者。

（四）西医疗法

（1）一般治疗：对症支持治疗。如给予炉甘石局部涂擦止痒，予布洛芬或对乙酰氨基酚退热等。

（2）抗病毒治疗：最好在出疹后 24 h 内开始用，常用阿昔洛韦 30 mg/（kg·d），1 次 /8 h，静脉滴注；也可用 α - 干扰素或无环鸟苷。

（3）防治并发症：继发细菌感染者应及时应用抗生素，并发脑炎时应适当给予脱水剂，但不宜应用肾上腺皮质激素。

七、预防及护理

（一）预防

（1）对水痘患儿应立即隔离，直至全部疱疹结痂。

（2）被患儿呼吸道及皮疹分泌物污染的被服及用具，应采用暴晒、煮沸、紫外线照射等消毒措施。

（3）本病流行期间，勿带易感儿童去公共场所。接触水痘患儿后，应留检 3 周。

（4）对免疫缺陷、激素或免疫抑制剂治疗期间的儿童，接触水痘后可选用人体丙种球蛋白、胎盘球蛋白、带状疱疹球蛋白等肌内注射，预防感染本病。

（二）护理

（1）室内空气要流通，注意避风寒，防止复感外邪。

（2）饮食宜清淡易消化，多饮开水，可用萝卜、荸荠、绿豆等煎水代茶。

（3）保持皮肤清洁，勿使搔抓，不宜洗浴，防止皮肤破损，继发感染。

（4）如有皮肤被抓破，可外涂青黛散或黄芩油膏。

（5）正在使用肾上腺皮质激素治疗期间的患儿发生水痘，应立即减量或停用激素。

第四节 幼儿急疹

幼儿急疹也叫婴儿玫瑰疹，是由病毒引起的一种小儿急性传染病。临床上以突起发热，热退出疹为特点。发病年龄多为2岁以下，尤以1岁以内婴儿发病率最高，因此时正值哺乳期，且该病皮疹形似麻疹，故称"奶麻""假麻"。本病患儿大多能顺利康复，患病后可获持久免疫力。

一年四季都可发病，多见于冬春两季。明代《万氏家传痘疹心法·疹毒症治歌括》言："凡小儿……遍身红点，俗呼奶麻子是也。"明确提出了"奶麻子"，并区分了与麻疹的不同。《麻痘定论·分别各麻各样调治论》说："奶麻瘾疹之类，皆风热客于脾肺二经所致，用荆芥发表汤，此药大能疏风泄热清热。"提出了该病的病因、病位及治疗方法。

一、病因病机

奶麻病因为感受风热时邪，病机为邪郁肌表，与气血相搏，外泄于肌肤，其主要病变在肺脾。时行邪毒由口鼻而入，蕴郁于肺卫，化热入里，正邪相争，正气抗邪，疹透肌肤，邪毒外泄，热退疹出。少数患儿疹出后气阴耗损，调养后多能康复。极少数患儿素体虚弱，感邪较重，毒热化火，内陷心肝，出现神昏、抽搐，但多能快速缓解。

现代医学尚不确定该病的发病机制，认为该病为人类疱疹病毒6型，通过显性感染者及亚临床感染者，经呼吸道飞沫传播而致病。其发病与病毒直接复制引起的病毒血症有关。

二、临床表现

1. 潜伏期　一般为7~17 d，平均10 d。

2. 前驱期　常急性起病，发热39~40 ℃，重者高热早期可能伴有惊厥，患者可有轻微流涕、咳嗽、眼睑浮肿、眼结膜炎，在发热期间有食欲较差、恶心、呕吐、轻泻或便秘等症状，咽部轻度充血，枕部、颈部及耳后淋巴结肿大。

3. 出疹期　发热 3~5 d 后骤退，热退时出现大小不一的淡红色斑疹或斑丘疹，压之褪色，初起于躯干，很快波及全身，腰部和臀部较多。

4. 恢复期　皮疹在 1~2 d 消退，无色素沉着或脱屑。肿大的淋巴结消退较晚，但无压痛。

三、临床诊断

（一）诊断要点

（1）发病年龄在 2 岁以内，多见于 6~12 个月婴儿。

（2）骤起高热，而其他临床症状较轻，伴咳嗽，偶见惊厥，高热持续 3~5 d，退热出疹。皮疹为 2~3 mm 大小不等的浅红色斑丘疹，躯干多，面部及四肢远端少，1 d 内迅速出齐，1~2 d 消退，无色素沉着或脱屑，颈部、枕部、耳后淋巴结可轻度肿大。

（3）外周血白细胞减少，淋巴细胞分类计数较高。

（二）鉴别诊断

（1）麻疹：上呼吸道卡他症状重，病初口腔黏膜有科氏斑，发疹和发热可同时存在。

（2）风疹：出疹前已发热 6~24 h，高热同时发疹，颈后、枕后淋巴结肿大。

（3）药疹：有服药史，末梢血淋巴细胞分类计数不高。

四、辨证论治

奶麻为感受风热时邪，外泄于肌肤，有发热和出疹的临床特点，中医将其分为发热期和出疹期两个阶段。发热期治以疏散风热为主。热退后，皮疹发出，治以清热解毒凉血，佐以养阴生津。

1. 发热期

症状：突然高热，伴咳嗽，纳差，呕吐，尿黄，咽红，目赤，但精神如常，或有烦躁、惊厥，舌红，苔薄黄，指纹青紫，脉浮数。

辨证：本证为风热犯表，肺卫郁邪所致。邪犯卫气，正邪相争，故见高热，咽红。邪气犯胃，则见呕吐。因邪入尚浅，故见精神如常。

论治：疏风清热。若邪热盛于气分则需清热泄热。

方药：银翘散加减。惊厥者，加蝉蜕、地龙各 10 g；呕吐者，加藿香、竹茹各 10 g；咽红肿者，加大青叶、板蓝根、蒲公英各 10 g；高热者，加石膏 30 g、知母 10 g。

2. 出疹期

症状：热退身凉，周身出现麻粒样红色丘疹，针尖大小，从颈部延及全身，压之褪色，1~2 d 即消退，不留瘢痕，舌红，苔薄黄，脉浮数，指纹紫滞。

辨证：本证为邪热入营，迫邪外达所致。邪达于外，故见身热渐退。邪热外透，则见周身皮疹，疹色鲜红。

论治：凉血解毒。

方药：化斑解毒汤加减。皮疹痒甚者，加银花藤、白鲜皮各 10 g；口渴便干者，加花粉 10 g；大便干者，加大黄 3 g。

五、其他疗法

（一）中成药疗法

1. 银翘解毒丸　适用于幼儿急疹发热及出疹期。1 岁以下患儿每次服用 1/3 丸，1~2 岁患儿每次服用 1/2 丸，2~3 次 /d。

2. 小儿感冒口服液　具有清热解表之功。治疗幼儿急疹发热期。1 岁以下患儿每次服用 1/3 支，1~2 岁患儿每次服用 1/2 支，2~3 次 /d。

3. 小儿紫草丸　适用于幼儿急疹出疹期。1 岁以内每次服用 1/2 丸，1~2 岁患儿每次服用 1 丸，2 次 /d。

4. 清热解毒口服液　适用于幼儿急疹热退疹出期。1 岁以内患儿每次服用 3 mL，1~2 岁患儿每次服用 5 mL，3 次 /d。

（二）西药治疗

1. 一般治疗　患儿卧床休息，注意隔离，避免交叉感染，要多饮水，给予易消化食物。

2. 对症治疗　高热时物理降温，适当应用含有对乙酰氨基酚或布洛芬成分的婴幼儿退热药（如泰诺林、百服宁、美林等），一旦出现惊厥给予苯巴比妥钠或水合氯醛，可适当补液。

六、预防及护理

（一）预防

隔离患儿至出疹后 5 d。在集体机构的婴儿，有幼儿急疹接触史者，应观察 7~10 d，如有高热出现，即予隔离。无症状者不必应用抗生素。

（二）护理

在确诊孩子患幼儿急疹后，家长应要让孩子多休息，保持室内安静和空气的新鲜，减少孩子的活动量，并做好防护和隔离，以避免发生交叉感染。

第五节　猩红热

猩红热为 A 群溶血性链球菌感染引起的急性呼吸道传染病。其临床特征为发热、咽峡炎、全身弥漫性鲜红色皮疹和疹退后明显的脱屑。少数患者患病后由于变态反应而出现心、肾、关节的损害。本病一年四季都有发生，尤以冬春之季发病为多。多见于小儿，尤以 5~15 岁居多。

中医认为该病为感受痧毒疫疠之邪所引起的急性时行疾病，属"温病"范畴。痧毒疫疠属温毒时行疫疠之气，具有强烈的传染性，往往发必一方，沿门阖户相传，且在过去医学不发达时期有较高的病死率，故又称"疫痧""疫疹"。又因本病发生时多伴有咽喉肿痛、腐烂、化脓，全身皮疹细小如沙，其色丹赤猩红，故又称"烂喉痧""烂喉丹痧"。

一、病因病机

猩红热的发病原因为感受痧毒疫疠之邪，乘时令不正之气，寒暖失调之时，机体脆弱之机，从口鼻侵入人体，蕴于肺、胃二经。疾病之初，痧毒由口鼻而入，首先犯肺，邪郁肌表，正邪相争，而见恶寒、发热等肺卫表证，继而邪毒入里，蕴于肺胃。咽喉为肺胃之门户，咽通于胃，喉通于肺。肺胃之邪热蒸腾，上熏咽喉，而见咽喉红肿疼痛，甚则热毒灼伤肌膜，导致咽喉溃烂白腐。肺主皮毛，胃主肌肉，肺胃之邪毒循经外泄肌表，则肌肤透发痧疹，色红如丹。若邪毒重者，可进一步化火入里，入营入血，或内迫营血，此时痧疹密布，融合成片，其色泽紫暗或有瘀点，同时可见壮热烦渴，嗜睡萎靡等症。舌为心之苗，邪毒内灼，心火上炎，加之热耗阴津，可见舌光无苔、舌生红刺，状如杨梅，称为"杨梅舌"。若邪毒炽盛，内陷厥阴，闭阻心包，则神昏谵语；热极动风，则高热惊厥。病至后期，邪毒虽去，阴津耗损，多表现肺胃阴伤诸证。

另外，该病的发展过程中或恢复期，因邪毒炽盛，伤于心络，耗损气阴，可导致心神不宁，出现心悸、脉结代证候。余邪热毒流窜筋络关节，可导致关节红肿疼痛的痹证。余毒内归，损伤肺、脾、肾，导致三焦水道输化通调失职，水湿停积，外溢肌肤，则可见水肿、小便不利等症。

现代医学认为，猩红热的主要病原体为 A 组 β 型溶血性链球菌，病原菌及其毒素在侵入部位及其周围组织引起炎性和化脓性变化，并进入血循环，引起败血症，致热毒素引起发热和皮疹。少数可见关节炎、病毒性心肌炎、肾小球等病变。

二、临床表现

（一）普通型

1. 潜伏期　一般为 2~5 d，也可少至 1 d，多至 7 d。

2. 前驱期　起病急剧，突然畏寒，高热，头痛，咽痛，恶心，呕吐等。婴儿可有谵妄和惊厥。若细菌是从咽部侵入的，则扁桃体红肿，可有灰白色易被擦去的渗出性膜，软腭黏膜充血，有点状红斑及散在性瘀点，即黏膜内疹，一般先于皮疹而出现。舌被白苔，乳头红肿，突出于白苔之上，以舌尖及边缘处为显著，称为"白草莓舌"

3. 出疹期　皮疹为猩红热最重要的症候之一。多数自起病第 1~2 日出疹。偶有迟至第 5 日出疹。从耳后，颈底及上胸部开始，1 d 内即蔓延及胸、背、上肢，最后及于下肢，少数需经数日才蔓延及全身。典型的皮疹为在全身皮肤充血发红的基础上散布着针帽大小，密集而均匀的点状充血性红疹，手压全部消退，去压后复现。偶呈"鸡皮样"丘疹，中毒重者可有出血疹，患者常感瘙痒。在皮肤皱褶处如腋窝、肘窝、腹股沟部可见皮疹密集呈线状，称为"帕氏线"。面部充血潮红，可有少量点疹，口鼻周围相形之下显得苍白，称"口周苍白圈"。出疹 3~4 d 后白苔开始脱落，舌面光滑呈肉红色，并可有浅表破裂，乳头仍突起，称"杨梅舌"。皮疹一般在 48 h 内达到高峰，2~4 d 可完全消失。重症者可持续 5~7 d 甚至更久。颌下及颈部淋巴结可肿大，有压痛，一般为非化脓性。此期体温消退，中毒症状消失，皮疹隐退。

4. 恢复期　退疹后 1 周内开始脱皮，脱皮部位的先后顺序与出疹的顺序一致。躯干多为糠状脱皮，手掌足底皮厚处多见大片膜状脱皮，甲端皲裂样脱皮是典型表现。脱皮持续 2~4 周，严重者可有暂时性脱发。

（二）脓毒型

患儿可见咽部红肿，渗出脓液，甚至发生溃疡，细菌扩散到附近组织，形成化脓性中耳炎、鼻旁窦炎、乳突炎，颈部淋巴结明显肿大。少数患儿皮疹为出血或紫癜，还可引起败血症。

（三）中毒型

临床表现主要为毒血症。可见高热、剧吐、头痛、出血性皮疹，甚至意识不清，可有中毒性心肌炎及周围循环衰竭。重型病例只见咽部轻微充血，与严重的全身症状不相称。此型病死率高，目前很少见。

（四）外科型

病原菌由创口侵入，局部先出现皮疹，由此延及全身，但无咽炎，全身症状大多较轻。

三、并发症

1. 化脓性并发症　有扁桃体周围脓肿、颈淋巴结炎、鼻窦炎、中耳炎、乳突炎等。

2.中毒性并发症　心肌炎、心内膜炎等。

3.变态反应性并发症　在病后2~3周出现，如急性肾小球肾炎、风湿热等。

四、临床诊断

（一）诊断要点

1.接触史　有与猩红热或咽峡炎患者接触史者，有助于诊断。

2.临床表现　骤起发热、咽峡炎、典型的皮疹、口周苍白、杨梅舌、帕氏线、恢复期脱皮等，为猩红热的特点。

3.实验室检查　白细胞数增高至（10~20）×10^9/L，嗜中性粒细胞占80%以上。红疹毒素试验早期为阳性。咽拭子、脓液培养可获得A组链球菌。

（二）鉴别诊断

麻疹、风疹、猩红热的鉴别诊断，见表4。

表4　麻疹、风疹、猩红热的鉴别诊断

	麻疹 （麻疹病毒）	风疹 （风疹病毒）	猩红热 （溶血性链球菌）
前驱期	3 d（2 ~ 4 d）	约1 d	约1 d
前驱症状	发热较高，卡他症状严重	低热或无热，卡他症状轻	常见高热，咽痛明显
柯氏斑	有	无	无
皮疹	耳后发际→面部→手脚心自上而下3 d出齐，红色斑丘疹，疹间皮肤正常	先面部，24 h内遍布全身，较小浅红色斑丘疹	先颈胸部，2 ~ 3 d遍布全身，口周苍白圈，皮肤有鲜红斑点疹
色素沉着	有	无	无
脱屑	糠麸样脱屑	细小皮屑／无	大片脱皮
杨梅舌	无	无	有
血常规	白细胞减少，出疹期淋巴细胞减少	白细胞总数减少，出疹期淋巴细胞相对增多	白细胞总数和中性粒细胞明显增加

五、辨证论治

猩红热属瘟疫性疾病，其病期与辨证有一定规律，临床可以卫气营血辨证。治疗以清热解毒、清利咽喉为基本法则。前驱期，发热恶寒，咽喉肿痛，痧疹隐现色红，病势在表，属邪犯肺卫，治以辛凉宣透，解表利咽。出疹期，壮热口渴，咽喉糜烂有白腐，皮疹猩红如丹或紫暗如斑，病势在里，属毒炽气营，治以清气凉营，解毒利咽。恢复期，口渴唇燥，皮肤脱屑，舌红少津，属邪衰正虚，气阴耗损，治以养阴生津，清热润喉。

1. 邪侵肺卫

症状： 骤起发热，无汗，头痛，畏寒，咽喉红肿、疼痛，常影响吞咽，皮肤潮红，可见丹痧隐隐，舌质红，苔薄白或薄黄，脉浮数有力。

辨证： 痧毒疫疠之邪侵犯肺胃，初起在表，正邪交争，故发热、无汗、头痛、畏寒。咽喉为肺胃之门户，邪毒初犯，咽喉首当其冲，热结咽喉，故咽喉红肿、疼痛，影响吞咽。痧毒循经外泄肌表，则皮肤潮红，痧疹隐现。因邪毒尚在卫表，故舌苔可见薄白或薄黄，舌红，脉浮数有力。

论治： 辛凉宣透，清热利咽为则，不可过用寒凉、攻下、辛温之品。

方药： 解肌透痧汤加减。乳蛾红肿者，加土牛膝根、板蓝根各 10 g，清咽解毒；颈部淋巴结肿痛者，加夏枯草、紫花地丁各 10 g，清热软坚化痰；汗出不畅者，加防风、薄荷各 6 g，祛风发表。

2. 毒炽气营

症状： 高热，烦躁不安，面赤，口渴，咽喉肿痛，伴有糜烂白腐，疹点密布，色红如丹，甚则色紫如瘀点。疹由颈、胸开始，继而弥漫全身，压之褪色，见疹后的 1~2 d 舌苔黄糙、舌质红刺，3~4 d 后舌苔剥脱，舌面光红起刺，状如杨梅。脉数有力。

辨证： 邪毒燔灼气分，则见高热，烦躁不安，面赤，口渴；肺胃热毒化火，上攻咽喉，则见咽喉肿痛，伴有糜烂白腐；热毒外透肌表，则见疹点密布，色红如丹；热毒炽盛，内逼营血，则疹色紫如瘀点；气分热盛，则舌苔黄糙，脉数有力；热盛津伤，胃阴亦耗，故舌面光红起刺，状如杨梅。

论治： 清气凉营，泻火解毒为主，但注意固护阴液。若用药得当可透热转气，否则邪陷心肝而生变证。

方药：凉营清气汤加减。壮热无汗、疹出不透者，加淡豆豉、浮萍各6 g，发表透邪；苔糙便秘、咽喉腐烂者，加生大黄3 g、芒硝6 g，通腑泻火。

3.疹后阴伤

症状：皮疹布齐后1~2 d，身热渐退，或见低热，咽部糜烂疼痛减轻，唇干口燥，或伴有干咳，食欲不佳，舌红少津，苔剥脱，脉细数。约1周后可见皮肤脱屑、脱皮。

辨证：痧毒外透，壮热耗阴，阴虚内热，故见低热；疹后肺胃阴津耗伤，故唇干口燥，干咳；胃阴亏损，脾胃不和，故食欲不振、舌红少津、苔剥脱；阴津亏耗，皮肤失润，故皮肤干燥脱屑、脱皮。

论治：养阴生津，清热润喉。使阴液恢复，余热得清。

方药：沙参麦冬汤加减。若口干、舌红少津明显者，加玄参、桔梗、芦根各10 g；如大便秘结者，加知母、火麻仁各10 g，清肠润燥；低热不清者，加地骨皮、银柴胡、鲜生地黄各10 g，以清虚热。

六、其他疗法

（一）中成药疗法

1.三黄片　患儿每次服用2~3片，3次/d。

2.蓝芩口服液　患儿每次服用1支，2~3次/d。

（二）单方验方疗法

（1）大青叶、板蓝根、土牛膝根各15 g，每日1剂，水煎服。用于邪侵肺卫证。

（2）紫草、车前草各15~30 g。每日1剂，水煎服，连服7 d。用于毒炽气营证，也可用于预防。

（三）外治疗法

（1）金银花、山豆根、夏枯草、青果、嫩菊叶、薄荷叶各适量。煎汤漱口，1~3次/d。用于咽喉肿痛。

（2）玉钥匙散或锡类散，吹喉，3次/d。用于咽喉肿痛。

（3）金不换散或珠黄散，吹喉，3次/d。用于咽喉糜烂化脓。

（四）针灸疗法

主穴取风池、天柱、曲池、合谷、少商、委中，配穴取内庭、膈俞、三阴交、身柱。针刺用泻法，1次/d。用于发热、咽痛。

（五）西医疗法

1. 一般治疗　呼吸道隔离，卧床休息。

2. 对症治疗　高热可用较小剂量退热剂，或用物理降温等方法。年长儿咽痛可用生理盐水漱口。

3. 病原治疗　青霉素是治疗猩红热和一切链球菌感染的首选药物，早期应用可缩短病程、减少并发症。4万~8万U/（kg·d），分2次肌内注射。病情严重者可增加剂量。为彻底消除病原菌、减少并发症，每个疗程至少10 d。对青霉素过敏者可用红霉素20~40 mg/（kg·d），分3次口服，严重时也可静脉给药，每个疗程7~10 d。

4. 并发症治疗　化脓性并发症时加大青霉素剂量，风湿热者抗风湿，并发急性肾炎、心肌炎、休克者按相关疾病治疗原则治疗。

七、预防及护理

（一）预防

1. 控制传染源　对丹痧患儿隔离治疗7 d，至症状消失，咽拭子培养3次阴性，方可解除隔离。对密切接触的易感人员，隔离观察7~12 d。

2. 切断传播途径　对患者的衣物及分泌排泄物应消毒处理。流行期间不去公共场所。患者所在场所及病室可用食醋熏蒸消毒。

3. 保护易感人群　疾病流行期间，对儿童集体场所经常进行消毒。易感儿童可口服板蓝根、大青叶等清热解毒中药煎剂，用于预防。

（二）护理

（1）患者病室安静舒适，空气新鲜湿润。

（2）发热时应卧床休息。

（3）饮食宜以清淡易消化流质或半流质为主，注意补给充足的水分。

（4）注意皮肤与口腔的清洁卫生，可用淡盐水或一枝黄花煎汤含漱，3次/d。

（5）皮肤瘙痒不可抓挠，脱皮时不可强行撕扯，以免皮肤破损感染。

第六节　手足口病

手足口病是由肠道病毒引起的常见传染病，本病在临床上以手、足、口腔疱疹为主要特征，故通称为手足口病。大多数患者症状轻微，但少数患者可引起心肌炎、肺水肿、无菌性脑炎、脑膜炎等并发症，个别重症患儿病情进展快，易发生死亡。多发生于5岁以下的婴幼儿，所以常被称作"小儿手足口病"。

古代医籍中无手足口病的专门记载，根据临床特点归属于中医"时疫"和"温病"范畴，这是由于手足口病的发生具有突然性、暴发性、季节性，以及极强的传染性和流行性，同时多具有发热等前期症状。

一、病因病机

手足口病的病因病机各医家未完全达成一致，但是基本认为手足口病的病因为外感时邪疫毒，内伤湿热蕴结；病位在肺、脾两脏；其基本病机为外感时邪疫毒，卫表被遏，肺气失宣，症见发热、咳嗽、流涕、恶心、呕吐等，由于素体湿热内蕴、心经火盛，内外交争，心经之火上蒸于口舌，脾胃湿热熏蒸于四肢，则发为疱疹。

现代医学研究发现：引起手足口病的病毒很多，其中柯萨奇病毒A16型和肠道病毒71型最常见。主要通过患者口腔分泌物及唾液传播。

二、临床表现

（一）普通型

急性起病，发热，口腔黏膜出现散在疱疹，手、足和臀部出现斑丘疹、疱疹，疱疹周围可有炎性红晕，疱内液体较少，可伴有咳嗽、流涕、食欲不振等症状。部分病例仅表现为皮疹或疱疹性咽峡炎。多在一周内痊愈，预后良好。部分病例皮疹表现不典型，如单一部位或仅表现为斑丘疹。

（二）重型

少数病例（尤其是3岁以下患儿）病情进展迅速，在发病1~5 d出现脑膜炎、脑炎（以脑干脑炎最为凶险）、脑脊髓炎、肺水肿、循环障碍等，极少数病例病情危重，可致死亡，存活病例可留有后遗症。

1.神经系统表现　精神差、嗜睡、易惊、头痛、呕吐、谵妄甚至昏迷；肢体抖动，肌阵挛、眼球震颤、共济失调、眼球运动障碍；无力或急性弛缓性麻痹；惊厥。查体可见脑膜刺激征，腱反射减弱或消失，巴氏征等病理征阳性。

2.呼吸系统表现　呼吸浅促、呼吸困难或节律改变，口唇发绀，咳嗽，咳白色、粉红色或血性泡沫样痰液；肺部可闻及湿啰音或痰鸣音。

3.循环系统表现　面色苍灰、皮肤花纹、四肢发凉，指（趾）发绀，出冷汗；毛细血管再充盈时间延长；心率增快或减慢，脉搏浅速或减弱甚至消失；血压升高或下降。

（三）危重型。

出现下列情况之一者为危重型：①频繁抽搐、昏迷。②呼吸困难、发绀、血性泡沫痰、肺部啰音等。

三、实验室检查

1.血常规　白细胞计数正常或降低，病情危重者白细胞计数可明显升高。

2.血生化　部分病例可有轻度谷丙转氨酶（ALT）、谷草转氨酶（AST）、肌酸激酶同工酶（CK-MB）升高，病情危重者可有肌钙蛋白（cTnT）、血糖升高。C反应蛋白一般不升高。乳酸水平升高。

3.血气分析　呼吸系统受累时可有动脉血氧分压降低、血氧饱和度下降，二氧化碳分压升高，酸中毒。

4.脑脊液检查　神经系统受累时可表现为外观清亮，压力增高，白细胞计数增多，多以单核细胞为主，蛋白正常或轻度增多，糖和氯化物正常。

5. **病原学检查** 柯萨奇病毒 A16 型（CoxA16）、肠道病毒 71 型（EV71）等肠道病毒特异性核酸阳性或分离到肠道病毒。咽、气道分泌物及疱疹液、粪便阳性率较高。

6. **血清学检查** 急性期与恢复期血清 CoxA16、EV71 等肠道病毒中和抗体有 4 倍以上的升高。

7. **胸 X 线** 可表现为双肺纹理增多，网格状、斑片状阴影，部分病例以单侧为著。

8. **磁共振** 神经系统受累者可有异常改变，以脑干、脊髓灰质损害为主。

9. **脑电图** 可表现为弥漫性慢波，少数可出现棘（尖）慢波。

10 **心电图** 无特异性改变。少数病例可见窦性心动过速或过缓，Q-T 间期延长，ST-T 改变。

四、临床诊断

（一）诊断要点

（1）在流行季节发病，有接触史，常见于学龄前儿童，婴幼儿多见。

（2）发热伴手、足、口、臀部皮疹，部分病例可无发热。

对于极少数重症病例皮疹不典型，或无皮疹病例，临床诊断困难，需结合病原学或血清学检查做出诊断。临床不易诊断为手足口病者，具有下列之一者即可确诊：①肠道病毒（CoxA16 、EV71 等）特异性核酸检测阳性。②分离出肠道病毒，并鉴定为 CoxA16、EV71 或其他可引起手足口病的肠道病毒。③急性期与恢复期血清 CoxA16、EV71 或其他可引起手足口病的肠道病毒中和抗体有 4 倍以上的升高。

（二）鉴别诊断

典型手足口病诊断一般较为容易，鉴别诊断也不困难，但重型病例，尤其是合并其他并发症，可能误诊，应与以下疾病相鉴别。

1. **其他儿童发疹性疾病** 手足口病普通病例需要与丘疹性荨麻疹、水痘、不典型麻疹、幼儿急疹、带状疱疹及风疹等鉴别。可根据流行病学特点、皮疹形态、部位、出疹时间、有无淋巴结肿大以及伴随症状等进行鉴别，以皮疹形态及部位最为重要。最终确诊可依据血清学和病原学检测。

2. **其他病毒所致的脑炎或脑膜炎**　由其他病毒如单纯疱疹病毒、巨细胞病毒（CMV）、EB 病毒、呼吸道病毒等引起的脑炎或脑膜炎，临床表现与手足口病合并中枢神经系统损害的重症型表现相似，对皮疹不典型者，应根据流行病学史尽快留取标本进行肠道病毒，尤其是 EV71 的病毒学检查，结合病原学或血清学检查做出诊断。

3. **脊髓灰质炎**　重症手足口病合并急性弛缓性瘫痪时需与脊髓灰质炎鉴别。后者主要表现为双峰热，病程第 2 周退热前或退热过程中出现弛缓性瘫痪，病情多在热退后到达顶点，无皮疹。

4. **肺炎**　重症手足口病可发生神经源性肺水肿，应与肺炎鉴别。肺炎主要表现为发热、咳嗽、呼吸急促等呼吸道症状，一般无皮疹，无粉红色或血性泡沫痰；普通肺炎的胸片加重或减轻均呈逐渐演变，可见肺实变病灶、肺不张及胸腔积液等。

5. **暴发性心肌炎**　以循环障碍为主要表现的重症手足口病病例需与暴发性心肌炎鉴别。暴发性心肌炎无皮疹，有严重心律失常、心源性休克、阿斯综合征发作表现；心肌酶谱多有明显升高；胸片或心脏彩超提示心脏扩大，心功能异常恢复较慢。最终可依据病原学和血清学检测进行鉴别。

（三）重型早期识别

具有以下特征，特别是 3 岁以下的患儿，有可能在短期内发展为危重病例，应密切观察病情变化，进行必要的辅助检查，有针对性地做好救治工作。①持续高热不退；②精神差、呕吐、易惊、肢体抖动、无力；③呼吸、心率增快；④出冷汗、末梢循环不良；⑤血压高；⑥外周血白细胞计数明显增高；⑦高血糖。

五、辨证论治

手足口病为邪毒外侵，内与湿热相搏发于肌表，属温病夹湿。在发病初期表现为发热、咽痛、咳嗽等一系列肺卫表证，宜表宜透。出疹期以及身热持续、烦躁口渴等湿毒内结之气分证，宜清宜解；重者入营入血，宜凉宜泻。恢复期表现为疱疹渐消、身热渐退、口唇干燥、纳差等肺胃阴伤，余邪留恋之证，宜清宜补。

（一）普通型

1. 邪犯肺脾

症状： 发热轻微或无发热，微恶风寒，仅见于咽部散在疱疹，破溃后形成小溃疡，疼痛流涎，或咽痛，手足斑疹隐隐或无斑疹、分布稀疏，疹色红润，迅速转为疱疹，可伴有咳嗽、流涕，舌红，苔薄黄腻，脉浮数，指纹红紫。

辨证： 时行邪毒侵入肺脾，以手足肌肤、口腔部疱疹及全身症状不重为特点。如果高热不退者，则易转化为重证。

论治： 清热解毒，化湿透邪为主，使湿热分消。

方药： 甘露消毒丹加减。便秘者，加大黄 3 g；咽喉肿痛者，加玄参、板蓝根各 10 g；高热不退者，加葛根、柴胡各 10 g；恶心、呕吐者，加苏梗 10 g、竹茹 6 g；泄泻者，加薏苡仁、泽泻各 10 g。

2. 湿热郁蒸

症状： 高热持续，手、足、口腔及臀部出现斑丘疹或疱疹，分布稠密，或成簇出现，疹色紫暗、根盘红晕、疱液浑浊，口渴，大汗出，大便秘结，舌红或绛、少津，苔黄腻，脉滑数，指纹紫暗。

辨证： 小儿素有脾胃湿热内蕴，外加湿毒入侵，两者互加则湿毒熏蒸交结，留恋气分，外发肌肤，上炎口咽，故手、足、口腔出现疱疹；湿热充斥则见高热，口渴，舌红，苔黄腻，脉滑数。

论治： 清气凉营、解毒化湿为主，同时急则救护营阴。

方药： 清瘟败毒饮加减。口渴者，加麦冬、芦根各 10 g；便秘者，加大黄 3 g；烦躁不安者，加莲子心、淡豆豉各 6 g；瘙痒者，加白鲜皮、地肤子各

10 g；腹胀者，加枳实、厚朴各 6 g。

（二）重型（毒热动风）

症状： 高热不退，易惊，呕吐，肌肉瞤动，或见肢体痿软，甚则昏蒙，舌暗红或红绛，苔黄腻或黄燥，脉弦细数，指纹紫滞。

辨证： 毒热之邪内陷心肝，扰动肝风，湿热流窜经络，多起病急骤，传变迅速，心失神主则见昏蒙；肝风内动则见易惊、肌肉瞤动；湿热熏蒸则见高热不退，舌暗红或红绛、苔黄腻或黄燥，脉弦细数。

论治： 解毒清热、熄风定惊。

方药： 羚羊钩藤汤加减。神昏抽搐较甚者，加服安宫牛黄丸；便秘者，加大黄 3 g、芦荟 10 g。

（三）危重型（心阳式微，肺气欲脱）

症状： 壮热不退，神昏喘促，手足厥冷，面色苍白晦暗，口唇发绀，喘促，可见粉红色或血性泡沫液（痰），舌紫暗，脉细数或沉迟，或脉微欲绝，指纹紫暗。

辨证： 本证多由重症发展而来，由湿热邪毒炽盛，热伤阴液，而见壮热不退；阴损及阳，致使阳脱，或湿热毒邪炽盛，正不敌邪，阳气外脱见脉细数或沉迟，或脉微欲绝；肺失通调，心失行血之功，出现水凌心肺之喘促、粉红色或血性泡沫液（痰）。

论治： 回阳救逆。

方药： 己椒苈黄丸合参附汤加减。咯血者，加青黛 6 g、阿胶 10 g。

（四）恢复期（气阴不足，余邪未尽）

症状： 口腔黏膜溃疡愈合，皮疹脱痂，低热，乏力，或伴肢体痿软，便干，纳差，舌红，苔薄腻，脉细数。

辨证： 湿热疫毒已退，疾病逐渐康复，但尚有余邪未尽，故低热，舌红，苔薄腻，脉细数；高热或久病阴伤或气阴两伤，故乏力，便干；湿阻经络，气血运行受阻，肢体失养，故痿软。

论治： 益气养阴，化湿通络为主，但注意误投补剂而闭门留寇。

方药：生脉散加味。低热者，加青蒿 10 g；肢体痿软者，加威灵仙、当归、丝瓜络各 10 g；纳差者，加半夏 6 g、薏苡仁 10 g；便干者，加瓜蒌、火麻仁各 10 g。

六、其他疗法

（一）中成药疗法

（1）服用紫雪丹或新雪丹等。

（2）口咽部疱疹可选用青黛散、双料喉风散、冰硼散等。

（二）针灸、按摩疗法

手足口病合并弛缓型瘫痪者，进入恢复期应尽早开展针灸、按摩等康复治疗。

（三）西医疗法

1. 普通型

（1）对症治疗：有发热等症状时采用退热、补液等治疗。

（2）一般治疗：注意隔离，避免交叉感染。适当休息，清淡饮食，做好口腔和皮肤护理。

2. 重症型

（1）神经系统受累治疗。①控制颅内高压：限制入量，积极给予甘露醇降颅压治疗，每次 0.5~1.0 g/kg，每 4~8 h1 次，20~30 min 快速静脉注射。根据病情调整给药间隔时间及剂量，必要时加用呋塞米。②酌情应用糖皮质激素治疗，参考剂量：甲基泼尼松龙 1~2 mg/（kg·d）；氢化可的松 3~5 mg/（kg·d）；地塞米松 0.2~0.5 mg/（kg·d），病情稳定后，尽早减量或停用。对于进展快、病情凶险者可考虑加大剂量，如在 2~3 d 给予甲基泼尼松龙 10~20 mg/（kg·d）（单次最大剂量不超过 1 g）或地塞米松 0.5~1.0 mg/（kg·d）。③酌情应用静脉注射免疫球蛋白：总量 2 g/kg，分 2~5 d 给予。④其他对症治疗：降温、镇静、止惊。⑤严密观察病情变化，密切监护。

（2）呼吸、循环衰竭治疗。①保持呼吸道通畅，吸氧。②确保两条静脉通道通畅，监测呼吸、心率、血压和血氧饱和度。③呼吸功能障碍时，及时气管插管使用正压机械通气，根据血气、X线胸片结果随时调整呼吸机参数。适当给予镇静、镇痛。如有肺水肿、肺出血表现，应增加呼气末正压（PEEP）通气，不宜进行频繁吸痰等降低呼吸道压力的护理操作。④在维持血压稳定的情况下，限制液体入量（有条件者根据中心静脉压、心功能、有创动脉压监测调整液量）。⑤头肩抬高15°~30°，保持中立位；留置胃管、导尿管。⑥根据血压、循环的变化可选用米力农、多巴胺、多巴酚丁胺等药物；酌情应用利尿药物治疗。⑦保护重要脏器功能，维持内环境稳定。⑧监测血糖变化，严重高血糖时可应用胰岛素。⑨抑制胃酸分泌，可应用胃黏膜保护剂及抑酸剂等。⑩继发感染时给予抗生素治疗。

七、预防及护理

（一）预防

及时发现和隔离患儿是控制手足口病的主要措施，幼托机构应加强初检，发现时要及时隔离，通常隔离期为7~10 d，至主要症状消失为止。密切接触患儿的婴幼儿可肌内注射丙种球蛋白1.5~3 mL/d，增强预防能力。

（二）护理

（1）饭前、便后、外出后要用肥皂或洗手液等给儿童洗手，不要让儿童喝生水、吃生冷食物，避免接触该病患儿。

（2）看护人接触儿童前、为幼童更换尿布后、处理婴幼儿粪便后均要洗手，并妥善处理污物。

（3）婴幼儿使用的奶瓶、奶嘴使用前后应充分清洗。

（4）本病流行期间不宜带儿童到人群聚集、空气流通差的公共场所，注意保持家庭环境卫生，居室要经常通风，勤晒衣被。

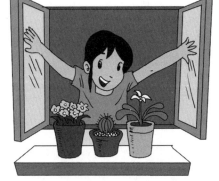

第七节　传染性单核细胞增多症

传染性单核细胞增多症（以下简称"传单"）是由 EB 病毒所致的急性自限性传染病。其临床特征为发热，咽喉炎，淋巴结肿大，外周血淋巴细胞显著增多并出现异常淋巴细胞，嗜异性凝集试验阳性，感染后体内出现抗 EBV 抗体。

一、病因病机

传单主要由 EB 病毒感染，该病毒在形态和结构上与其他疱疹病毒相似，属疱疹病毒群，其发病原理尚未完全阐明。病毒进入口腔先在咽部的淋巴组织内进行复制，继而侵入血循环而致病毒血症，并进一步累及淋巴系统的各组织和脏器。其基本的病毒特征是淋巴组织的良性增生。淋巴结肿大但并不化脓，肝、脾、心肌、肾、肾上腺、肺、中枢神经系统均可受累，主要为异常的多形性淋巴细胞浸润。

中医认为，小儿脏腑娇嫩，形气未充，不耐瘟疫热毒侵袭。当外感温热时邪自口鼻而入，先犯肺卫，肺主宣发肃降，开窍于鼻，外合皮毛。肺为邪侵，肺气失于宣降，卫外功能失调，而致发热、咳嗽、咽痛等。若高热不解致肺胃热盛，则皮毛、肌肉皆热而出现大热汗出、纳差等阳明气分热证及里热壅盛，内迫于肺则出现喘息气急等证。热毒继续深入而入营血，损伤血络，迫血妄行，可见皮肤发斑、衄血、尿血。邪热内蕴，血热互结，出现瘰疬、癥瘕之象；若温热夹湿，肝失疏泄，胆汁外溢则出现黄疸，且有发热不退、舌苔厚腻等湿热蕴蒸不解之象。热毒流窜脑络，则见口眼㖞斜、失语瘫痪。若热毒内陷心肝，则见昏迷抽搐、心悸、怔忡，重者出现心阳虚损，脉微欲绝。

二、临床表现

本病潜伏期 5~15 d，一般为 9~11 d。起病急缓不一。约 40% 患者有前驱症状，如发热、淋巴结肿大、咽峡炎等，历时 4~5 d，症状虽多样化，但大多数可出现较典型的症状。

1. 发热　高低不一，多在 38~40 ℃，可伴有寒战和多汗。热程自数日至数周，甚至数月。中毒症状多不严重。

2. 淋巴结肿大　70% 患儿可有明显淋巴结肿大，以颈淋巴结肿大最为常见，腋下及腹股沟部次之。肿大淋巴结直径 1~4 cm，质地中等硬，分散，无明显压痛，不化脓，双侧不对称等为其特点。消退需数周至数月。肠系膜淋巴结肿大引起腹痛及压痛。

3. 咽峡炎　大多数病例可见咽部充血，少数患者咽部有溃疡及伪膜形成，可见出血点。齿龈也可肿胀或有溃疡。喉和气管的水肿和阻塞少见。

4. 肝、脾肿大　20%~62% 患儿出现肝大、肝功能异常。少数患儿可出现黄疸，但出现肝功能衰竭少见。50% 以上患儿有轻度脾大，偶可发生脾破裂。检查时应轻按以防脾破裂。

5. 皮疹　约 30% 的病例在病程 4~6 d 出现多形性皮疹，为淡红色斑丘疹，亦可有麻疹样、猩红热样、荨麻疹样皮疹，多见于躯干部，1 周内消退，无脱屑。

6. 神经系统及其他症状　本病常可累及心、肝、肺、肾等，出现咳喘、黄疸、血尿、惊厥；少数可累及中枢神经，表现为无菌性脑膜炎、脑炎及周围神经根炎等，90% 以上可恢复。

该病病程多为 1~3 周，少数可迁延数月。偶有复发，复发时病程短，病情轻。本病预后良好，病死率仅为 1%~2%，多系严重并发症所致。

三、实验室检查

1. 血常规　该病初起时白细胞计数可以正常。发病后 10~12 d 白细胞总数常有升高，为（10~20）× 10^9/L，单核细胞和淋巴细胞增多，异型淋巴细胞＞10% 或绝对值＞$1.0 × 10^9$/L。

2. 嗜异性凝集试验　嗜异性凝集试验的阳性率为 80%~90%，比值＞1∶64，豚鼠肾部分吸附后比值＞1∶40。

3. EB 病毒抗体测定　人体受 EB 病毒感染后，血清 IgM、IgG 在 1 周内即可出现，IgM 持续 4~8 周，IgG 可终身存在。

四、临床诊断

（一）诊断要点

1. 流行病学　就诊时当地有本病流行，并有与本病患者接触史。

2. 临床表现　发热，咽峡炎，淋巴结肿大，肝、脾大，皮疹。

3. 实验室检查　淋巴细胞比例增多，异型淋巴细胞超过10%；噬异凝集试验阳性；抗EB病毒抗体VCA-IgM阳性。

（二）鉴别诊断

1. 巨细胞病毒病感染　巨细胞病毒病中，患者咽痛和颈淋巴结肿大较少见，血清中无嗜异性凝集素及EB病毒抗体，其确诊有赖于病毒分离及特异性抗体测定。

2. 急性传染性淋巴细胞增多症　该病多见于幼儿，大多有上呼吸道症状，淋巴结肿大少见，无脾肿大；白细胞总数增多，主要为成熟淋巴细胞，异型淋巴细胞不高，异常血常规可维持4~5周；嗜异性凝集试验阴性，血清中无EB病毒抗体出现。

3. 恶性淋巴瘤与急性淋巴细胞性白血病　因传单有发热及肝脾、淋巴结肿大，外周血白细胞计数有时可高达$50 \times 10^9/L$，所以应与淋巴瘤及淋巴细胞性白血病进行鉴别。本病患儿应常规进行骨髓涂片检查，排除白血病。另外，本病患儿常有咽峡炎表现，腭扁桃体肿大并附有假膜，亦可与淋巴瘤及白血病鉴别。

4. 溶血性链球菌感染引起的咽峡炎　传单早期，表现发热、咽峡炎、淋巴结肿大，与链球菌性咽峡炎类似，但溶血性链球菌感染引起的咽峡炎，血常规中性粒细胞增多，咽拭子细菌培养阳性，青霉素治疗有效。

5. 传染性肝炎　甲型或乙型肝炎均可借助血清学检查明确诊断。

六、辨证论治

本病的临床症状复杂多样，其疾病的发生、发展既呈温病的演绎规律，又有临床不同证型特点。

初期邪郁肺卫则见发热、咳嗽、咽痛，微恶风寒。热毒入里，肺胃气分热盛，则壮热不退，烦躁口渴；热毒攻喉则咽喉肿烂；血热互结，出现瘰疬、癥瘕；热毒外泄则皮肤发斑、衄血、尿血；热毒内陷，气营两燔则见昏迷抽搐；疾病后期气阴损耗，余毒未尽则精神欠佳，低热盗汗，瘰疬结核消退缓慢等。根据邪毒侵犯机体所表现的症状不同，临床又分为痰热流注证、痰热闭肺证、热瘀肝胆证、热陷心肝证、痰浊阻络证等。

传单时邪是疾病的主要因素，辨证的关键在于分清卫、气、营、血的不同阶段，抓住热、毒、痰、瘀的病机本质。一般病在初期、中期多为实证，恢复期多为虚证或虚实兼有。在卫则疏风散表，在气则清气泄热，在营血则清营凉血，后期气阴耗伤则益气养阴，兼清余邪。若兼湿邪夹杂，应结合化湿利湿，通络达邪。

本病病程较长，表现形式多样，早期诊断、早期治疗十分重要，在治疗中牢牢抓住清热解毒、化瘀祛痰这一基本大法，不间断用药，除邪务尽，是防止复发，提高疗效的关键所在。

1. 邪郁肺卫

症状： 发热，微恶风寒，咳嗽，少汗，咽红肿痛，鼻塞，头身疼痛，颈项淋巴结轻度肿大，或皮肤斑丘疹，口微干，舌边尖红，苔薄白，脉浮数。

辨证： 疾病初起，邪在肺卫，表现为发热，微恶风寒，咳嗽，鼻塞，头身疼痛等风热表证。若兼寒者则见恶寒无汗，舌润苔薄；兼湿者则见面苍色黄，精神困倦，头身困重，苔腻。

论治： 疏风清热，清肺利咽。

方药： 银翘散加减。咽喉肿痛者，加射干、山豆根各6 g；若高热烦渴者，加生石膏30 g、知母10 g、黄芩10 g；咳嗽痰多者，加前胡、杏仁、浙贝母各10 g；淋巴结肿大者，加夏枯草、蒲公英、重楼各10 g；恶寒者，加羌活、紫苏各10 g。

2. 热毒炽盛

症状： 高热不退，烦躁不安，神昏谵语抽搐，口渴引饮，咽部红肿，口疮溃烂，面赤唇红，皮疹密布，颈项淋巴结肿大，食欲不振，大便干，尿少黄赤，舌红，苔黄，脉数。

辨证： 热毒炽盛，充斥表里则高热不退，大便干，皮疹密布，颈项淋巴结肿大，尿少黄赤；化火上攻咽喉则咽喉红肿，口疮溃烂；热窜心肝则神昏谵语抽搐；舌红，苔黄，脉数为里热实证。

论治： 清热泻火，解毒利咽。

方药： 普济消毒饮加减。淋巴结肿大者，加夏枯草、海藻各10 g，软坚散结；热甚者，加生石膏30 g、知母10 g，清热泻火；大便秘结者，加大黄3 g、芒硝6 g，通腑泄热；皮疹红赤，稠密显露，加紫草6 g、牡丹皮10 g；咽喉红肿溃烂严重者合用六神丸解毒利咽。

3. 痰热闭肺

症状： 壮热烦躁，喉间痰鸣，咳嗽气促，咽喉肿痛，淋巴结肿大，肝、脾肿大，鼻翼煽动，或口唇青紫，舌红，苔黄腻，脉数有力。

辨证： 本证为肺炎型，属热毒瘀滞，炼液为痰而见壮热烦躁、咳嗽气促、痰多，临证当辨热盛、痰盛。

论治： 清热解毒，宣肺涤痰。

方药： 麻杏石甘汤合清宁散。痰涎壅盛者，加竹沥10 mL、天竺黄10 g、胆南星10 g；腹胀便秘者，加芒硝6 g、枳实6 g、厚朴6 g、生大黄3 g，泻下通腑；口唇发绀者，加丹参、红花、赤芍各10 g，活血化瘀；咽喉红肿痛者，加马勃6 g、僵蚕10 g、板蓝根15 g、山豆根6 g；淋巴结肿大者，加夏枯草、重楼、蒲公英各10 g。

4. 热瘀肝胆

症状： 发热，全身皮肤黄染，目黄，尿黄，肝、脾大，胸胁胀痛，恶心呕吐，纳差，大便或干或稀，舌红，苔黄腻，脉数有力。

辨证： 此型为肝炎型，以发热、黄疸、肝肿痛、肝功能异常为主症。因热毒瘀滞，肝失疏泄，湿热瘀阻，胆汁外泄而致。临证需辨湿盛、热盛。湿盛者，黄疸色晦暗，困倦纳呆，小便不利，大便稀溏；热盛者，高热烦渴，黄疸色鲜明，便干尿黄，舌红，苔黄。

论治： 清热解毒，利湿行瘀。

方药： 茵陈蒿汤加减。呕吐者，加藿香10g、竹茹6g、法半夏6g；热重者，加败酱草、蒲公英、龙胆草各10g；湿重者，加泽泻10g、滑石10g、苍术10g、厚朴6g；纳呆者，加焦三仙10g；胁肋胀痛者，加柴胡、桃仁、赤芍、丹参、枳壳各10g。黄疸已退，肝脾肿大日久不消者可用血府逐瘀汤。

5.痰热流注

症状： 反复发热，热型不定，颈部、腋下、腹股沟淋巴结肿大，脾大，舌红，苔黄腻，脉数有力。

辨证： 此型为腺肿型，以淋巴结、脾大为主。因热毒瘀滞，痰热互结，流注经络，发为热毒痰核则淋巴结、脾大。临证需辨热盛、痰盛之别。热毒偏盛者持续发热，烦躁口渴，便干尿黄，淋巴结肿大疼痛，或胁肋胀痛，舌红，苔黄；痰盛者热势不甚，或发热起伏，淋巴结疼痛不显，舌红，苔腻，或苔黄腻。

论治： 清热化痰，通络散瘀。

方药： 黛蛤散合清肝化痰丸加减。高热不退者，去海藻、昆布，加石膏30g，蒲公英、板蓝根各15g；肝脾大、胁肋胀痛者，加三棱、莪术、丹参、枳壳各6g；淋巴结肿硬不痛、日久不消、热势不甚者，加桃仁、红花、皂角刺各10g，或用仙方活命饮。

6.瘀毒阻络

症状： 病程日久者高热不退，咽喉肿痛，淋巴结肿大，脾大；起病缓者口眼㖞斜，失语，瘫痪，吞咽困难；起病急者壮热烦躁，惊厥，昏迷抽搐、角弓反张，舌红，苔黄腻，脉数有力。

辨证： 本证属脑病型，为瘀毒阻络而致。发病急重者，属热毒内陷心肝，症见高热不退，昏迷抽搐；发病缓慢者属热毒夹湿，阻于经络，症见口眼㖞斜、瘫痪。

论治：病程日久者以清热利湿，活血通络；起病急者，清热解毒，化痰开窍，疏通经络；起病缓者，则益气活血，祛瘀通络。

方药：病程日久者用二妙丸加减，起病急者用犀角清络饮加减，起病缓者用补阳还五汤加减。神昏抽搐者，加安宫牛黄丸，紫雪丹加羚羊角粉2g、钩藤10g、石决明10g；上肢不利者，加桑枝、羌活、姜黄各6g；下肢不利者，加独活、桑寄生各10g；口眼㖞斜者，加僵蚕10g、全蝎4g、白附子3g；肢体震颤者，加大定风珠丸；失语痴呆者，用菖蒲丸。

7. 正虚邪恋

症状：病程日久，发热渐退，或低热，体倦神疲，口干，大便不调，小便短赤，咽红微肿，淋巴结、肝脾大渐消，舌红，苔少或花剥，脉细无力。

辨证：本证为疾病后期，气阴耗伤，余邪未尽。临证需辨正虚、邪恋。正虚需分气伤、阴伤的程度，气伤者见低热，体倦神疲；阴伤者见低热，口干，舌红，苔剥，脉细无力；湿热留恋、气血瘀阻者见淋巴结肿大，肝、脾大，咽红。

论治：益气生津为主，兼清余热，并通络化瘀。

方药：气虚邪恋者，用竹叶石膏汤加减；阴虚邪恋者，用青蒿鳖甲汤加减。易汗出者，加黄芪10g；心悸者，加龙骨15g、五味子6g；肝脾肿大者，加桃仁、丹参各10g；大便干者，加火麻仁、瓜蒌仁各10g；纳差者，加焦三仙10g；淋巴结肿大者，加夏枯草、海藻各10g，软坚散结；咽喉红肿痛者，加马勃6g、僵蚕10g、板蓝根10g、山豆根6g；尿血者，加白茅根、大蓟、小蓟、水牛角各10g。

六、其他疗法

（一）中成药疗法

1. 抗病毒口服液　患儿每次服用5~10mL，3次/d。

2. 其他　热毒宁、痰热清、炎琥宁注射液等。

（二）西药疗法

目前西药治疗尚无特异性治疗，以对症治疗为主，患者大多能自愈。可酌情采用人血丙种球蛋白等，可改善症状，消除炎症，但一般病例不宜采用。

七、预防及护理

（一）预防

目前尚无有效预防措施。急性期患者应进行呼吸道隔离。其呼吸道分泌物及痰杯应用漂白粉或煮沸消毒。

（二）护理

（1）注意观察体温变化及伴随的症状，体温超过 38.5 ℃应给予物理和药物降温。

（2）发病初期应卧床休息 2~3 周，减少机体耗氧量，避免心肌受累。

（3）应给予清淡、易消化、高蛋白、高维生素的流食或半流食，少食干硬、酸性、辛辣食物。

（4）保证供给充足的水分，少儿每日饮水量为 1 000~1 500 mL、年长儿为 1 500~2 000 mL。

（5）注意保持皮肤清洁，每日用温水清洗皮肤，及时更换衣服，衣服应质地柔软、清洁干燥，避免刺激皮肤。

（6）保持手的清洁更重要，应剪短指甲，勿搔抓皮肤，防止皮肤破溃感染。

第八节　川崎病

川崎病即皮肤黏膜淋巴结综合征，临床以持续发热、皮疹、球结膜充血、手足硬肿、颈部淋巴结肿大和草莓舌为特征，是一种幼儿急性发热、出疹性疾病。

其特征性表现为：皮肤黏膜改变和非化脓性淋巴结肿大，病程为自限性，少数患者也可由于冠状动脉炎而突然死亡。本病最早由川崎于1961年提出，后命名为"伴指（趾）特异性脱屑急性发热性皮肤黏膜淋巴结综合征"。

一年四季均可发病，但夏季较多。2个月至10岁小儿多见，尤其是4岁以下小儿。男女比例为1.5∶1。该病急性期约为2周，亚急性期为3~4周，恢复期为5周至数年。绝大多数患儿经积极治疗可康复，但尚有1%~2%的患儿由于并发心血管疾病而导致死亡。事实上，川崎病已成为引起儿童获得性心血管疾病的两个主要因素之一，在许多地方其危险性甚至大于风湿热。

我国古代无文献记载，根据其发热、起病急及病情发展规律，有学者认为川崎病应归属中医"温病"范畴，并运用卫气营血理论辨证施治已取得较好疗效。

一、病因病机

该病的病因病机尚未明了，中医认为该病为感受温热邪毒，循卫气营血传变。小儿体弱，温热之邪从口鼻而入，初犯于肺卫，蕴于肌腠而见发热、咳嗽、皮疹显现；热毒迅速入里化火，内入肺胃，炽于气分而见壮热、烦渴、肌肤斑疹密布、咽红目赤；热毒熏蒸营血，甚至动血耗血而见衄血、斑疹红紫、手足硬肿；疾病后期，热势去而气虚阴津耗伤而见低热、盗汗。温热毒邪走窜流注经络而见淋巴结肿大，还可见心悸、胸闷、肝大、脾大等症状。本病以温热邪毒炽盛、瘀血内阻为病机。

现代医学认为溶血性链球菌可能为本病的病因，其他病原菌如立克次体、沙眼衣原体、感染等和本病相关，但它们之间的关系有待进一步研究，川崎认为可能是病原刺激机体后引起的变态反应，因而有许多血清病样的表现，如皮疹、淋巴结肿大等。川崎病的主要病理改变为全身性血管炎，尤其是冠状动脉病变，包括冠状动脉瘤。

二、临床表现

（一）临床分期

川崎病是一个急性发热性疾病，临床上可分为急性期、亚急性期和恢复期。

1.急性发热期　常持续1~2周。其特点为发热，口腔黏膜红斑，手足红肿，发疹，颈淋巴结肿大，无菌性脑膜炎，腹泻，肝功异常。此期可有心肌炎、心包积液、冠状动脉炎。

2.亚急性期　发热起始1~2周后，皮疹及淋巴结肿渐消退，可有烦躁不安、厌食或黏膜感染。本期的特征为脱皮、血小板增多。冠状动脉瘤破裂猝死常在此期发生。

3.恢复期　在起病后的6~8周，所有临床症状消失，直至血沉恢复正常。

（二）临床表现

1.发热　全部患者均有发热，可呈稽留热或弛张热，常持续5 d以上，在39 ℃以上。若不治疗常可持续1~2周，甚至3~4周，若用阿司匹林及静脉丙种球蛋白治疗，1~2 d常可退热。应用抗生素对发热无明显影响。

2.皮疹　发病后2~3 d可有荨麻疹、猩红热样皮疹和幼儿急疹等多型性皮疹，个别患儿也可出现形态典型的渗出性红斑，一般无瘙痒感。皮疹以躯干为多，也可见于颜面及四肢。在卡介苗注射部位可明显发红充血。皮疹多可持续1~10 d不等，愈合后无色素沉着。

3.黏膜改变　口唇严重充血，呈红色，如涂胭脂样，高热期间唇部覆以鳞屑或干燥破裂，这是本病特异性改变。口腔、咽部和舌黏膜也可出现充血，但咽部无脓液和假膜。舌部由于充血可呈草莓状，亦称"草莓舌"。

4.眼部表现　发病后第3~6日眼结膜充血，尤以球结膜充血明显，但不肿，不流泪。

5.非化脓性淋巴结病　大约一半患儿可出现单侧或双侧性颈部淋巴结肿大，为一过性淋巴结肿大，有局部压痛，但见不到化脓征象。

6.肢端改变　该病急性期，从手（足）背部到指（趾）末端均呈对称性、弥漫性非凹陷性硬肿。手掌、足底和指（趾）末端有红斑。指（趾）末端甲床与皮肤交界处开始出现膜状脱屑，该特点可作为诊断依据。这种体征可见于所有病例。

三、临床诊断

（一）诊断要点

1.典型川崎病诊断标准

（1）发热：持续5 d以上，少数少于5 d，抗生素治疗无效。

（2）四肢末端变化：在急性期手足硬肿、掌（跖）及指（趾）端有红斑；在恢复期甲床皮肤移行处有膜样脱皮。

（3）皮疹：多形性红斑，躯干部多，不发生水疱及痂皮。

（4）球结膜：双眼球结膜充血。

（5）口腔黏膜：口唇潮红、草莓舌、口咽部黏膜弥漫性充血。

（6）颈部淋巴结肿大：非化脓性，直径大于1.5 cm。

符合上述5项或5项以上诊断标准者即可诊断，但需排除其他疾病。对于符合上述4项或3项诊断标准者，若在病程中经超声心动图或冠状动脉造影证明有冠状动脉瘤；或符合上述4项诊断标准，但超声心动图可见冠状动脉壁辉度增强，在除外其他感染疾病（病毒性感染、溶血性链球菌感染等）时可以诊断为川崎病。

2.非典型川崎病的诊断标准　当出现以下情况时，应考虑为非典型川崎病：①卡介苗接种处再现红斑，阴囊肿胀，肛周皮肤潮红。②血小板数显著增多。③C反应蛋白和血沉明显增加。④超声心动图显示冠状动脉扩张或动脉壁回声增强。⑤听到心脏杂音或心包摩擦音。⑥出现低白蛋白血症。

（二）鉴别诊断

川崎病有许多同其他感染性疾病相似的表现（见表5），需与其鉴别的有细菌性感染，如猩红热、葡萄球菌引起的皮肤症状、中毒性休克、风湿热等。病毒感染也要与川崎病鉴别，包括麻疹、EB病毒及腺病毒感染。非感染性疾病，如 Stevens-Johnson 综合征、药物反应和幼年型类风湿性关节炎。

表 5　川崎病与其他出疹性疾病的鉴别要点

病名	鉴别要点
幼儿急疹	常无前驱期症状，突起高热，热退疹出
肠道病毒感染引起皮疹	夏季多见，前驱期较短，皮疹在较短时间内出齐但不如麻疹密集
传染性单核细胞增多症	咽扁桃体炎和颈部淋巴结肿大显著，伴肝、脾大；外周血淋巴细胞数和异型淋巴细胞明显增多
川崎病	球结膜充血，但卡他症状不显，一过性颈部淋巴结肿大 ≥ 1.5 cm，指（趾）端硬性水肿和脱皮，外周血白细胞总数和中性粒细胞数增高
药物疹	有相关药物使用史，皮疹伴瘙痒明显
肺炎支原体感染	一般无眼结膜炎和明显卡他征，血清特异性 I gM 检查有助鉴别

四、辨证论治

该病按卫气营血辨证。病初病邪犯于肺卫，症见发热、咳嗽、咽红。迅速入里化火，炽于气分，症见持续高热、烦渴、肌肤斑疹密布、咽红目赤；继续入营血，症见斑疹红紫、草莓舌、烦躁嗜睡。疾病后期，气阴两虚，症见低热、盗汗、指（趾）端脱皮。本病高热伤阴液而致易于形成瘀血，症见手足硬肿，斑疹色紫，瘀血阻络，症见心悸、肝大。因此瘀血内阻贯穿本病始末。

本病治疗以清热解毒，活血化瘀为原则。初起邪在卫气，治以辛凉透表；中期邪在气营，治以苦寒清透；后期阴伤，治以甘寒柔润。同时本病易有瘀血，且温热之邪化火易伤阴，在治疗时应注意活血化瘀，滋养胃津，时时固护心阴。

1. 邪在卫气证

症状： 发病急骤，持续高热，微恶风，双目红赤，口唇泛红，口腔黏膜潮红，咽红或肿，四末微肿稍硬，手掌、足底潮红，皮疹显现，颈部淋巴结肿大，肛周皮肤发红，口渴喜饮，或伴咳嗽，纳差，舌质红，苔薄黄，脉浮数，指纹淡紫。

辨证： 本证起病急，发热高，虽然有表证，但持续短暂，迅速入里化热，炽于气分，内迫营血。因此除发热外，皮疹，手掌，足底潮红，颈部淋巴结肿人均为入里化热之象。

论治： 清热解毒，辛凉透表。

方药： 银翘散加减。高热烦躁者，加生石膏30g、知母10g；颈部淋巴结肿大者，加浙贝母、僵蚕各10g；手掌、足底潮红者，加生地黄、牡丹皮各10g；口渴唇干者，加天花粉、麦冬各10g；关节肿痛者，加桑枝、虎杖各10g。

2. 气营两燔证

症状： 壮热不退、昼轻夜重，斑疹遍布，斑疹多形色红，唇干赤裂，口腔黏膜弥漫充血，双目红赤，手、足硬肿，指（趾）端脱皮，肛周皮肤发红或脱皮，颈部淋巴结肿大，口干渴，或伴烦躁不安，舌红绛、状如草莓，苔黄，脉数，指纹紫滞。

辨证： 此证为急性期，温热邪毒郁而不解，内传血分，气血相搏，渐入营血。因此临床上既有壮热不退、唇干赤裂、双目红赤等气分热盛的症状，又有昼轻夜重、斑疹遍布等热入营血的表现。

论治： 清气凉营，解毒化瘀。

方药： 清瘟败毒饮加减。大便秘结者，加生大黄3g；热重伤阴者，加麦冬、鲜石斛各10g；腹痛泄泻者，加黄连6g、木香6g、苍术10g、焦山楂10g；颈部淋巴结肿大者，加夏枯草、蒲公英各10g。

3. 气阴两伤证

症状： 低热或身热已退，指（趾）端脱皮或脱屑，斑疹消退，倦怠乏力，动辄汗出，手足心发热，咽干口燥，口渴欲饮，或伴心悸、纳差、盗汗，舌红少津，苔少，脉细弱不整，指纹淡。

辨证： 疾病恢复期，阴液亏损，正气损伤。气虚则见倦怠乏力，盗汗；阴液不足则见咽干，口渴，脱皮。

论治： 益气养阴，清解余邪。

方药： 沙参麦冬汤加减。纳呆者，加茯苓、焦山楂、焦神曲各10g；低热不退者，加地骨皮、银柴胡、鲜生地各10g；大便干结者，加瓜蒌仁、火麻仁各 10 g；心悸者，加丹参 10 g、黄芪 10 g、炙甘草 3 g。

五、其他疗法

（一）中成药疗法

1. 双黄连口服液　患儿每次服用 5~10 mL，2~3 次 /d。用于邪在卫气证。

2. 蒲地蓝消炎口服液　患儿每次服用 5~10 mL，3 次 /d。用于邪在卫气证。

3. 清开灵注射液、热毒宁注射液、痰热清注射液　2~10 mL/ 次，1 次 /d，加入 5% 葡萄糖注射液或 0.9% 氯化钠注射液静脉滴注。用于气营两燔证。

4. 生脉注射液　10~30 mL/ 次，1 次 /d，加入 5% 葡萄糖注射液或 0.9% 氯化钠注射液静脉滴注。用于气阴两伤证。

（二）西医治疗

1. 大剂量丙种球蛋白静脉滴注　1~2 g/kg，8~12 h 滴注完毕，在发病 10 d 内使用。

2. 抗凝治疗　阿司匹林，30~50 mg /（kg·d），分 2~3 次口服，热退后 3 d 渐减为 3~5 mg /（kg·d），持续 6~8 周，冠状动脉损害者应延长治疗。加用潘生丁，3~5 mg/（kg·d），分 2 次服用。

3. 糖皮质激素　一般不宜使用，在无法得到大剂量丙种球蛋白时，或合并全心炎时应有。常用泼尼松：1~2 mg /（kg·d），热退后逐渐减量，用药 2~4 周。病情严重者可用甲基泼尼龙冲击治疗，剂量为 15~20 mg /（kg·d），静脉滴注，连用 3 d，然后改为口服。复查血 CRP 正常后，泼尼松减量为 1 mg /（kg·d），2 周内减停。

4. 其他治疗　根据病情给予必要的对症支持治疗，如补液、纠正心律失常、溶栓等。严重的冠状动脉病变需要搭桥术。

六、预后

本病呈自限性，大多数预后良好；未经治疗的患儿冠状动脉瘤发生率为 20%~30%，近年来由于早期大剂量丙种球蛋白的应用，病死率已下降到 0.2%~0.5%，但有 1%~2% 的患儿可再发。

第五章
常见小儿发热性疾病

第一节　感　冒

感冒又称伤风,是小儿时期常见的外感性疾病之一,临床以发热恶寒、头痛鼻塞、流涕咳嗽、打喷嚏为特征。感冒可分为两种:普通感冒为感受风邪所致,一般病邪较浅,以肺系症状为主,不造成流行;时行感冒为感受时邪病毒所致,病邪较重,具有流行特征。本病发病率占儿科疾病首位,除了4~5个月小儿较少发病外,可发生于任何年龄的小儿。本病一年四季均可发病,以冬春多见,在季节变换、气候骤变时发病率高。

一、病因病机

感冒的病因有外因和内因两种。外邪侵犯人体,是否发病,还与正气之强弱有关,当小儿卫外功能减弱时遭遇外邪侵袭,易于感邪发病。主要病因为感受外邪,以风邪为主,常兼杂寒、热、暑、湿、燥等,亦有时行疫毒所致。感冒的病变脏腑在肺,随病情变化,可累及肝脾;外邪经口鼻或皮毛侵犯肺卫,皮毛开合失司,卫阳被遏,故恶寒、发热、头痛、身痛。咽喉为肺之门户,外邪上受,可见鼻塞流涕,咽喉红肿;肺失清肃,则见打喷嚏、咳嗽。

如果肺脏受邪,失于清肃,津液凝聚为痰,壅结咽喉,阻于气道,加剧咳嗽,此即感冒夹痰。小儿脾常不足,感受外邪后往往影响中焦气机,致乳食停积不化,阻滞中焦，出现脘腹胀满、不思乳食，或伴呕吐、泄泻，此即感冒夹滞。小儿神气怯弱，感邪之后热扰肝经，易导致心神不宁，生痰动风，出现一时性惊厥，此即感冒夹惊。

现代医学认为感冒主要因病毒感染造成，常见的病毒有流感病毒、副流感病毒、呼吸道合胞病毒及腺病毒、柯萨奇病毒、鼻病毒等。少部分患儿有细菌感染，但多为继发感染，因病毒感染损害了上呼吸道局部防御功能，致使上呼吸道潜伏菌乘机侵入而发病。少数为原发感染，常见细胞为 β 型 A 族溶血性链球菌、肺炎球菌、葡萄球菌及流感嗜血杆菌等。亦可为病毒与细菌混合感染。

二、临床表现

感冒的基本临床表现为发热及上呼吸道卡他症状，而其症状表现轻重与年龄及感染程度有关。

（一）一般类型感冒

1. 3 个月以下婴儿　发热轻微或无发热。因鼻塞及鼻塞所致的症状较突出。如哭闹不安、张口呼吸、吮吸困难、拒奶，有时伴有呕吐及腹泻。

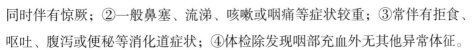

2. 3 个月至 3 岁患儿　①全身症状较重，病初突然高热 39.5~40 ℃，持续 1~2 d，个别患儿高热持续达数日，部分患儿高热同时伴有惊厥；②一般鼻塞、流涕、咳嗽或咽痛等症状较重；③常伴有拒食、呕吐、腹泻或便秘等消化道症状；④体检除发现咽部充血外无其他异常体征。

3. 3 岁以上患儿　多不发热或低热，个别亦有高热，伴畏寒、头痛、全身酸困、食欲减退，一般上呼吸道的其他症状明显，如鼻塞、流涕、打喷嚏，声音嘶哑及咽炎等。部分患儿可合并脐周及右下腹疼痛。

（二）特殊类型的感冒

1. 咽结合膜热　为腺病毒感染。多在春夏季发病，可在幼儿集中的场所形成流行，其临床特点以 2~3 岁幼儿多见。常有高热，热型不定，咽痛，单侧或双侧眼睑红肿及眼结合膜充血，两侧轻重不等（无化脓）。耳后、双侧颈及颌下淋巴结肿大，咽充血，偶有腹泻。病程 3~5 d，亦有长达 7 d，偶有延长 2~3 周者。

2.疱疹性咽峡炎　主要病原体为柯萨奇 A 族病毒，临床特点：多发于婴幼儿，见高热、流涎增多、吞咽不适，表现为拒奶、烦躁、爱哭闹。幼儿可诉咽痛，咽部有特征性病变，初期为散在性红疹，旋即变为疱疹，直径 2~4 mm，破溃后成为黄白色浅溃疡，周围有红晕，数目多少不定，主要分布于咽腭弓、软腭、扁桃体及悬雍垂上。发热在 2~4 d 后下降，溃疡一般持续 4~10 d。实验室检查提示白细胞偏低，早期中性粒细胞稍增高。合并细菌感染时，白细胞总数及中性粒细胞均可增高。

三、临床诊断

（一）诊断要点

（1）有过度疲劳、冷暖失宜，或与感冒患者接触史。

（2）有上呼吸道卡他症状。新生儿可因鼻塞而拒奶或呼吸急促；婴幼儿呼吸道症状可不明显，常突然发热、呕吐、腹泻，甚至高热惊厥；2 岁以上儿童可有流涕、鼻塞、打喷嚏、低热、咽部干痛不适等。

（3）病毒感染时白细胞总数偏低或正常，细菌感染时则白细胞总数和中性粒细胞增多。

（4）流行性感冒有明显的流行病学史，全身症状重而呼吸道局部症状轻，常有发热、头痛、肌痛等。

（二）鉴别诊断

1.急性传染病早期　如麻疹、风疹、猩红热、流行性脑脊髓膜炎，起病早期与上呼吸道感染相似，应结合流行病学史、临床表现进行综合分析，动态观察病情变化。

2.川崎病　除发热外，有球结膜充血、口唇及口腔黏膜病变、皮疹、颈部淋巴结肿大及手足硬肿等表现。

3.传染性单核细胞增多症 发热、咽峡炎、淋巴结肿大和肝大、脾大，可有皮疹，周围血常规中淋巴细胞总数和异型淋巴细胞增多。

四、辨证论治

首先，感冒辨证以八纲辨证为主，重在辨风寒、风热、暑湿及表里、虚实；其次，辨四时感冒与时行感冒；再次辨兼夹证的有无。可从发病情况、全身及局部症状着手。冬春多风寒、风热及时行感冒，夏秋季节多暑邪感冒。发病呈流行性者为时行感冒，感冒日久或反复感冒则多为正虚感冒。除常证外，辨证时还应结合辨别夹痰、夹滞、夹惊的兼证。

感冒的基本治疗原则为疏风解表。因小儿为稚阴稚阳之体，发汗不宜太过，以免耗损津液。小儿感冒容易寒从热化，或热为寒闭，形成寒热夹杂之证，单用辛凉汗出不透，单用辛温恐助热化火，常取辛凉辛温并用。感冒若单用解表法易汗出后复热，应据证情合用清热解毒、清暑化湿、化痰消食、镇惊熄风等治法。体质虚弱者不宜过于发表，或采用扶正解表法。反复呼吸道感染患儿应在感冒之后及时调理，改善体质，增强免疫力。

（一）常证

1.风寒感冒

症状： 恶寒发热，无汗，头痛，鼻塞流涕，打喷嚏，咳嗽，咽痒，舌偏淡，苔薄白，脉浮紧，指纹浮红。

辨证： 风寒外束，卫表不和。肌表为寒邪所束，经气不得宣畅，故恶寒发热、无汗、头痛；风邪犯肺，肺气失宣，故打喷嚏、咳嗽、咽痒；苔薄白，脉浮紧为风寒征象。

论治： 辛温解表。

方药： 荆防败毒散加减。表寒重、恶寒发热者，加白芷10 g，祛风解肌；咳甚者，加白前、紫菀各10 g，宣肺止咳；痰多者，加半夏、陈皮各6 g，燥湿化痰。

2. 风热感冒

症状：发热重，恶风，有汗或无汗，头痛，鼻塞流脓涕，打喷嚏，咳嗽，痰黄黏，咽红或肿，口干而渴，舌红，苔薄白或黄，脉浮数，指纹浮紫。

辨证：风热外袭，肺卫不利。感受风热或寒从热化，腠理开泄，发热重而有汗出；风热上乘，肺气失宣故咳嗽，流脓涕，痰黄黏，咽红或肿；热易伤津，口干而渴；舌红，苔薄黄，脉浮数皆风热征象。

论治：辛凉解表。

方药：银翘散或桑菊饮加减。表热证候明显者，选银翘散；咳嗽症状较重者，选桑菊饮。咳甚痰黄者，加黛蛤散、前胡6 g，清肺化痰；咽红肿甚者，加山豆根、土牛膝根各10 g，清咽解毒；高热便秘者，加生大黄3 g、全瓜蒌10 g，通腑泄热。

3. 暑邪感冒

症状：发热，无汗，头痛，鼻塞，身重困倦，咳嗽不剧，胸闷泛恶，食欲减退，或有呕吐，泄泻，舌红，苔黄腻，脉数，指纹紫滞。

辨证：暑邪夹湿，束表困脾。暑邪外袭，卫表失宣则见发热，无汗；湿遏肌表则身重困倦；暑湿困于中焦，故胸闷泛恶，食欲减退，或呕吐，泄泻；舌红，苔黄腻为暑湿之征象。

论治：清暑解表。

方药：新加香薷饮加减。热甚心烦者，加黄连、淡豆豉、栀子各6 g；泛恶呕吐者，加竹茹、半夏各6 g；身重困倦苔腻者，加鲜荷梗、荷叶、佩兰、西瓜翠衣各10 g。

4. 时行感冒

症状：壮热，嗜睡，汗出热不解，目赤咽红，肌肉酸痛，或恶心，呕吐，或见疹点散布，舌红，苔黄，脉数。

辨证：疫毒侵袭，火热燔炽。疫毒袭表，故壮热，嗜睡，肌肉酸痛；上焦炽热，故目赤咽红；邪伏中焦故恶心，呕吐；舌红，苔黄，脉数均为热盛之象。

论治： 疏风清热解毒。

方药： 银翘散合普济消毒饮加减。高热者，加葛根 10 g；恶心、呕吐者，加竹茹 6 g；泄泻者，加苍术、黄连各 6 g。

（二）兼证

1. 夹痰

症状： 感冒兼见咳嗽较剧，咳声重浊，喉中痰鸣，苔滑腻，脉浮数而滑。

辨证： 咳嗽多痰、痰白清稀或有泡沫为风寒，痰黄黏稠为风热。

论治： 偏于风寒者辛温解表，宣肺化痰；偏于风热者辛凉解表，清肺化痰。

方药： 在疏风解表的基础上，偏风寒配用二陈汤加减；偏于风热者配用青黛、海蛤壳、浙贝母、瓜蒌皮各 10 g 等，清化痰热。

2. 夹滞

症状： 感冒兼见脘腹胀满，纳呆，呕吐酸腐，口气秽浊，大便酸臭，或腹痛、泄泻，或大便秘结、苔垢腻、脉滑。

辨证： 食滞中焦则脘腹胀满；升降失司则纳呆、呕恶、泄泻；食积化腐则口气秽浊，大便秘结；苔垢腻，脉滑为内有积滞之象。

论治： 解表合消食导滞。

方药： 在疏风解表的基础上佐用保和丸。

3. 夹惊

症状： 兼见惊惕啼叫，夜卧不安、磨牙，甚则惊厥抽风，舌尖红，脉弦。

辨证： 小儿神气怯弱，筋脉未盛，感受外邪，心神失宁故见惊惕啼叫，夜卧不安、磨牙，甚而惊厥抽风，舌尖红、脉弦为心肝热象。

论治： 解表清热，镇惊熄风。

方药： 在疏风解表的基础上加用钩藤、蝉蜕、僵蚕各 10 g，平肝熄风；煅龙骨、茯苓各 10 g，宁心安神。另服小儿回春丹或小儿金丹片。

五、其他疗法

（一）中成药疗法

1. 午时茶　患儿每次服用 0.5~1 包，3 次 /d。用于风寒感冒夹滞。

2. 小柴胡冲剂　患儿每次服用 1 包，3 次 /d。用于感冒发热，往来不已。

3. 清开灵冲剂　患儿每次服用 1 包，3 次 /d。用于时行感冒。

4. 小儿回春丹　患儿每次每岁服用 1 粒，最多 10 粒，3 次 /d。用于感冒夹惊。

5. 小儿金丹片　患儿每次服用 2~3 片，3 次 /d。用于感冒夹惊。

6. 玉屏风口服液　患儿每次服用 1 支，3 次 /d。用于复感肺卫不固证。

（二）单方验方疗法

葱白头（连须）3~7 个，生姜 3~5 片，浓煎后加糖适量。用于风寒感冒。

（三）外治疗法

香薷、柴胡、厚朴、扁豆花、防风各 30 g，金银花、连翘、淡豆豉、鸡苏散、石膏、板蓝根各 50 g。煎水 3 L，稍冷沐浴，2 次 / d。用于暑邪感冒。

（四）针灸疗法

（1）针刺风池、合谷、大椎、风门、肺俞等穴，中等刺激，不留针。用于风寒感冒。

（2）针刺大椎、曲池、鱼际、外关、少商等穴，中等刺激，不留针。用于风热感冒。

（五）西医疗法

1. 高热

（1）物理降温：头、颈部冷敷，温水擦浴大血管走行部位，30~32 ℃温盐水灌肠。

（2）药物降温：布洛芬或对乙酰氨基酚口服。

2. 惊厥

安定：每次 0.3~0.5 mg/kg，静脉滴注 20~30 min 后可重复注射。

苯巴比妥：每次 5~10 mg/kg 肌内注射。

水合氯醛：每次 0.5 mL/kg 灌肠。

冬非合剂：氯丙嗪（冬眠灵）、异丙嗪（非那更）每次各 0.5~1 mg/kg，每 6 h 1 次，可用 2~3 次。优点是解除血管痉挛，改善微循环，减低脑耗氧量。

3. 鼻塞　先清除鼻腔分泌物，用 0.5% 呋麻合剂于睡前或奶前 10~15 min 滴鼻，1~2 滴 / 次，连用 2~3 d。

4. 咳嗽　一般不用镇咳药，常用祛痰止咳药物。

必嗽平：0.7 mL/（kg·d），分 3 次口服。

小儿止咳合剂（内含氯化铵、甘草流浸膏、远志酊、橙皮酊、单糖浆等）：1 mL /（次·岁）。

10% 氯化铵合剂：1 mL /（次·岁），3 次 / d，或 0.1~0.2 mL /（kg·次）用于痰黏稠而多者。

5. 抗病毒治疗　α - 干扰素，1 万 U/ mL，滴鼻 1~2 滴 / 次，4 次 / d 或雾化吸入。病毒唑，5 mg/ mL（亦可用 1% 溶液），滴鼻 2 滴 / 次，4~6 次 / d。

6. 抗生素应用指征　病毒感染一般不宜应用抗生素。对年龄较小（婴幼儿），体温较高（肛温 39.5 以上），且白细胞总数增高，伴有核左移，或已有细菌性扁桃体炎、中耳炎、咽炎等，可选用适当的抗生素。

（六）预防及护理

（一）预防

（1）注意体格锻炼，多进行户外活动，增强体质。

（2）注意随气候变化增减衣服，尤其气温骤变时。勿长期衣着过暖。

（3）冬春感冒流行时，少去公共场所，避免感染。

（二）护理

患病期间，多饮开水，给予易消化食物。高热患儿及时物理降温。做好口腔护理。

第二节　乳　蛾

乳蛾是儿科常见肺系疾病。临床以咽痛、喉核红肿甚至化脓溃烂为主要特征。多发于 5 岁以上的小儿，分急乳蛾和慢乳蛾两类。本病相似于西医学小儿扁桃体炎，急乳蛾相似于急性扁桃体炎，慢乳蛾相似于慢性扁桃体炎。常发生于儿童及青少年。

一、病因病机

中医认为乳蛾起病急者，多为外邪侵袭，火热邪毒搏结喉核而致。若病久体弱，脏腑虚损，咽喉失养，无力托毒，邪毒久滞喉核而发。现代医学认为该病主要致病菌为乙型溶血性链球菌、葡萄球菌、肺炎双球菌。腺病毒也可引起本病。细菌和病毒混合感染也不少见。细菌可能是外界侵入的，亦可能系隐藏于扁桃体隐窝内的细菌，当机体抵抗力因寒冷、潮湿、过度劳累、体质虚弱、烟酒过度、有害气体刺激等因素骤然降低时，细菌繁殖加强所致。有时则为急性传染病，如麻疹及猩红热等的前驱症状。急性扁桃体炎往往是在慢性扁桃体炎的基础上反复急性发作。

二、临床表现

（一）诊断要点

1.急乳蛾　一般有受凉史，咽部症状以咽痛、咽痒、吞咽困难、咽异物感为主；体征以喉核红肿、表面有脓点、颌下淋巴结肿大压痛为主。轻者可无全身症状；重者可见发热、恶寒或微恶寒、头身疼痛、咳嗽、口臭、纳呆。起病较急，病程较短。实验室检查：血常规提示白细胞总数增高，中性粒细胞增高；咽拭子培养可有病原菌生长。

2.慢乳蛾　可有急乳蛾反复发作史，可有鼻腔、鼻窦感染史，上呼吸道病史，咽痛反复发作，咽部症状以咽痛、咽痒不适、咽干灼热、咽部刺痛感、咽异物感为主；体征以喉核红肿、喉核表面脓点，或挤压舌腭弓后有少许脓液、脓头排出，喉核表面瘢痕、颌下淋巴结肿大压痛为主；全身症状以低热或不发热、口干、咳嗽、夜寐呼噜为主。病程较长。实验室检查：血常规提示白细胞总数增高，中性粒细胞增高；咽部分泌物涂片或压片法做细胞学检查可见淋巴细胞及浆细胞较多，分叶中性核细胞少，即细胞退行性变明显；抗链球菌溶血素"O"反应＞400；C反应蛋白阳性。

（二）鉴别诊断

1. 烂喉痧　即猩红热，除有急乳蛾临床表现外，尚有皮疹等特殊表现。

2. 喉关痈　是发生在扁桃体周围及其附近部位的脓肿，病变范围较乳蛾大，包括西医学的扁桃体周围脓肿、咽后壁脓肿。

3. 咽白喉　轻度咽痛，扁桃体周围及其咽部见灰白色假膜，不易擦去，咽拭子培养或涂片可检出白喉杆菌。

4. 咽痈　即奋森咽峡炎，单侧咽痛，全身症状轻，一侧咽喉表面有灰色或黄色假膜，擦去后可见有溃疡，咽分泌物涂片有梭形杆菌及奋森螺旋体。

三、辨证论治

本病治疗，以清热解毒、利咽散结为基本原则。急乳蛾辨证以热为主，需区别表里之热、脏腑之热来分类论治，在表者疏风清热，在里者清泻里热，在肺者清肺，在胃者清胃，均予以利咽散结之法。另外，风寒者宜疏风散寒、利咽散结，急乳蛾过程中常有热毒，应重视清热解毒之法的应用；慢乳蛾辨证主要分虚实，虚证主要区别气虚、阴虚，实证主要为痰、瘀、热，根据不同的病机灵活加减治疗，主要治法为养阴或益气，佐以化痰祛瘀清热，均予以利咽散结之法。

（一）急乳蛾

1. 风热犯咽

症状：咽痛渐加剧，咳嗽、吞咽加重咽痛，咽干灼热或咽痒，轻度吞咽困难。伴发热、微恶寒、头痛、鼻塞、咳嗽、咳痰等；喉核及周围黏膜红肿，尚未化脓，颌下淋巴结肿大压痛；舌红，苔薄黄，脉浮数，指纹浮紫。

辨证：本证为乳蛾初起，以喉核赤肿疼痛，兼有风热表证，尚未化脓为辨证要点。

论治：疏风清热，利咽消肿。

方药：银翘马勃散加减。喉核赤肿甚者，加板蓝根、玄参各10 g，解毒利咽；发热甚者，加薄荷、白芷各6 g，清热利咽；声嘶者，加木蝴蝶、蝉蜕各6 g，宣肺利咽；咳甚痰多者，加瓜蒌皮10 g、浙贝母10 g、黛蛤散，清热化痰；舌苔厚腻者，加薏苡仁、鱼腥草各10 g，清热利湿。

2. 风寒袭肺

症状：咽微痛，轻度吞咽困难，伴发热、恶寒、打喷嚏、鼻塞、流清涕、头身疼痛、无汗等症；喉核淡红、稍肿，咽黏膜色淡；舌淡红，苔薄白，脉浮，指纹浮红。

辨证：喉核淡红、稍肿，咽黏膜色淡，兼有风寒外束肌表为辨证要点。

论治：疏风散寒，利咽消肿。

方药：加味香苏散加减。

3. 肺胃热盛

症状：咽痛明显，吞咽时加剧，牵引耳痛，张口、吞咽困难。伴发热、面赤、口渴欲冷饮、口臭、咳吐黄痰、小便黄赤、大便秘结。喉核红肿，咽黏膜深红，喉核表面有黄白色脓点，颌下淋巴结肿大、压痛。舌红，苔黄或黄腻，脉洪数，指纹紫滞。

辨证：肺胃热盛，循经上攻咽喉，熏灼喉核，化腐成脓而致。以发热、面赤、口渴欲冷饮、小便黄赤、大便秘结、喉核表面有黄白色脓点，舌红，苔黄或黄腻为辨证要点。

论治：清胃泻肺，利咽消肿。

方药：清咽利膈汤加减。肿痛甚者，加射干、山豆根、牡丹皮各6 g，解毒利咽；如表邪已解者，可去防风；喉核表面有脓者，加马勃、皂角刺、天花粉各6 g，消肿排脓；烦渴引饮者，加石膏30 g、芦根10 g，清热止渴。

（二）慢乳蛾

1. 肺肾阴虚

症状：咽部干燥、灼热，咽痒微痛不适，咽有异物感，伴干咳少痰、潮热盗汗、午后低热、手足心热、鼻干少津、神疲乏力、虚烦失眠、颧红、耳鸣、小便黄少、大便干燥等，喉核暗红、肿大，或有少许脓液附着，舌红少津，苔少，脉细数，指纹淡红。

辨证：由于乳蛾日久，热邪伤阴，或素体阴虚，虚火上炎，循经上熏咽喉。以咽部干燥、灼热，喉核暗红、肿大，舌红少津，苔少，脉细数，指纹淡红为辨证要点。

论治：滋阴降火，利咽散结。

方药：养阴清肺汤合六味地黄汤加减。咽部潮红、咽痛不适、梗咽不利等症状明显者，加知母10g、黄柏6g，清泻虚火；喉核肿大明显者，加夏枯草、蒲公英、海藻各10g，利咽消痰；低热不退者，加青蒿、胡黄连各6g，养阴清热；气虚血弱者，加八珍汤补益气血。

2. 肺脾气虚

症状：咽部不适，微痒或干燥，或有异物感、梗阻感，伴咳痰色白、面色少华、神疲乏力、食欲不振、大便溏薄、易自汗出、反复外感等；喉核肥大、色泽淡白，经久不消，挤压时可有少许脓液；舌淡红，苔薄白润，脉细弱无力，指纹淡。

辨证：久病肺脾气虚，或正气不足，无力祛邪外出，致喉核日久难愈。以面色少华，神疲乏力，反复外感，喉核肥大、色淡白，舌淡红，苔薄白润，脉细弱无力，指纹淡为辨证要点。

论治：补肺健脾，利咽散结。

方药：玉屏风散合参苓白术散加减。余热未清者，加板蓝根、黄芩、玄参各10g，清咽解毒；汗多者，加碧桃干、煅龙骨、浮小麦各10g，固表止汗；食欲不振者，加焦山楂、鸡内金、炒谷芽各10g，开胃消食；大便溏薄者，加芡实、炒薏苡仁各10g，健脾化湿；咽肿甚、痰多清稀者，加半夏6g、南星10g，化痰利湿。

3.痰瘀互结

症状： 久病咽痛不适，有异物梗阻感，或咽部堵闷、吞咽不畅，或刺痛感，或咽干欲漱口；伴痰黏难咯，全身症状不明显；喉核肿大暗红、质韧或硬或软、表面不平，颌下淋巴结肿大压痛；舌质暗或有瘀斑，苔腻，脉弦或细涩，指纹紫滞。

辨证： 久病必瘀，火毒之邪，可煎熬津液成痰，使肺胃津液干枯，痰火互结，燔灼咽喉而发病。以久病咽痛不适，有异物梗阻感，或咽部堵闷，喉核肿大暗红、表面不平，舌质暗或有瘀斑，苔腻，脉弦或细涩，指纹紫滞为辨证要点。

论治： 祛痰化瘀，利咽散结。

方药： 会厌逐瘀汤合二陈汤加减。喉核质硬不消者，加昆布、莪术各6g；复感热邪、溢脓黄稠者，加黄芩、蒲公英、车前子各10g。

四、其他疗法

（一）中成药疗法

1.双黄连口服液　每次5~10mL，2~3次/d。用于肺胃热盛证。

2.小儿咽扁颗粒　每次4~12g，3次/d，温水冲服。用于肺胃热盛证。

3.蒲地蓝消炎口服液　每次1/3~1支，3次/d。用于肺胃热盛证。

4.银黄颗粒　每服2~4g，2次/d。用于风热犯咽证。

（二）中药注射剂疗法

1.痰热清注射液　每次10~20mL，加入5%葡萄糖注射液250~500mL，静脉滴注，1次/d。用于风热犯咽证、肺胃热盛证。

2.炎琥宁注射液　6~10mg/kg加入葡萄糖注射液100~250mL，静脉滴注，1次/d。用于风热犯咽证、肺胃热盛证。

3.热毒宁注射液　3~5岁，最高剂量不超过10mL；6~10岁，10mL/次；11~13岁，15mL/次；14~17岁，20mL/次；加入5%葡萄糖注射液或0.9%氯化钠注射液 50~250 mL 稀释后静脉滴注，滴速为 30~60 滴 /min，1 次 /d。用于风热犯咽证。

（三）外用中成药疗法

外用中成药有金喉健喷雾剂、开喉剑喷雾剂、冰硼散、锡类散等，用于肺胃热盛证。

（四）针灸疗法

可针刺合谷、曲池、内庭、鱼际、足三里等穴，以手足阳明经穴为主。用三棱针或粗针点刺少商、商阳、耳穴放血滴。另可耳针咽喉、肺、扁桃体，或取耳上扁桃体压痛点，选穴，埋针 1 周左右，轮换取穴。针灸疗法适用于各型急性乳蛾。体针与耳针可相互配合。

（五）外敷疗法

1.口疮散　吴茱萸、黄连、黄芩、连翘以 2∶1∶2∶2 比例研极细粉混合，每日临睡前取药粉 20 g 左右用醋适量调和，捏成小饼状，贴于双足心涌泉处后固定，次晨取下。

2.釜底抽薪散　吴茱萸、大黄、黄柏、胆星各 3 g，如上方制作和敷贴。用于风热犯咽证、肺胃热盛证。

（六）刮痧疗法

以汤匙光滑的边缘蘸麻油于患儿脊柱两旁，轻轻由上而下顺刮，以出现红瘀点为度。用于肺胃热盛证、风热犯咽证。

（七）西医疗法

对合并细菌感染者，给予抗生素治疗。首选青霉素，5 万 ~20 万 U/（kg·d），静脉滴注。或用红霉素，20~30 mg/（kg·d），静脉滴注。

五、护理

适当休息，多饮开水，饮食宜清淡富于营养，禁食辛辣烧烤之物，戒烟酒，忌鱼、虾、羊肉。吞咽困难者，宜进流质或半流质饮食，以利吞咽，减轻疼痛。高热难咽者，应适当补充液体。

第三节　小儿肺炎

小儿肺炎是小儿最常见的一种呼吸道疾病，四季均易发生，3岁以内的婴幼儿在冬、春季节患肺炎较多。如治疗不彻底，易反复发作，引起多种重症、并发症，影响孩子发育。小儿肺炎临床表现为发热、咳嗽、气促、呼吸困难和肺部细湿啰音，也有不发热而咳喘重者。小儿肺炎有典型症状，也有不典型的，新生儿肺炎尤其不典型。由细菌、病毒、支原体等引起的肺炎最为多见。本节主要讨论社区活动性肺炎。

该病属中医"肺炎喘嗽"范畴。肺炎喘嗽的病名首见于《麻科活人全书》，该书叙述麻疹出现"喘而无涕，兼之鼻煽"症状时，称为"肺炎喘嗽"。本病包括西医所称支气管肺炎、间质性肺炎、大叶性肺炎等。

一、病因病机

引起小儿肺炎的病因主要有外因和内因两大类。外因主要是感受风邪，小儿寒温失调，风邪外袭而为病，风邪多夹热或夹寒为患，其中以风热为多见。内因为小儿肺脏娇嫩，卫外不固，如先天禀赋不足，或后天喂养失宜，久病不愈，病后失调，则致正气虚弱，卫外不固，腠理不密，而易为外邪所中。

肺炎喘嗽的病变主要在肺。肺为娇脏，性喜清肃，外合皮毛，开窍于鼻。感受风邪，首先侵犯肺卫，致肺气郁闭，清肃之令不行，而出现发热、咳嗽、痰壅、气促、鼻煽等症。痰热是其病理产物，常见痰热胶结，阻塞肺络，亦有痰湿阻肺者，肺闭可加重痰阻，痰阻又进一步加重肺闭，形成宣肃不行，症情加重。

二、临床表现

1. 一般症状　起病急骤或迟缓。在发病前可先有轻度上呼吸道感染数日，骤发者常有发热，早期体温在38~39 ℃，亦可高达40 ℃，多为弛张热或不规则热。体弱婴儿大都起病迟缓，发热不明显或体温低于正常。

2. 呼吸系统症状　咳嗽较频，早期呈刺激性干咳，极期咳嗽反略减轻，恢复期转为湿咳。剧烈咳嗽常引起呕吐。呼吸急促，呼吸频率为 40~80 次 /min。重症患儿可出现口周、鼻唇沟、指（趾）端发绀、鼻翼煽动及三凹征。肺部体征早期不明显，可有呼吸音粗糙或减弱，以后可听到中细湿啰音，以两肺底及脊柱旁较多，于深吸气末更明显。由于多为散在性小病灶，叩诊一般正常，当病灶融合扩大，波及部分或整个肺叶时，可出现相应的实变体征。如发现一侧肺有叩诊浊音及（或）呼吸音减弱，应考虑胸腔积液或脓胸。

3.循环系统症状　轻者心率稍增快，重症者可出现不同程度的心功能不全或心肌炎。合并心力衰竭者可参考以下诊断标准：①心率突然超过 180 次 / min；②呼吸突然加快，超过 60 次 / min；③突然极度烦躁不安，明显发绀，面色苍灰，指（趾）甲微循环再充盈时间延长；④肝脏迅速增大；⑤心音低钝，或有奔马律，颈静脉怒张；⑥尿少或无尿，颜面、眼睑或下肢水肿。若出现前 5 项者即可诊断为心力衰竭。若并发心肌炎者，则表现为面色苍白，心动过速、心音低钝、心律不齐，心电图表现为 S-T 段下移和 T 波低平、双向和倒置。重症患儿可发生播散性血管内凝血，表现为血压下降，四肢凉，皮肤、黏膜出血等。

4.神经系统症状　常出现嗜睡、烦躁不安，或两者交替出现。重症者可出现抽搐、昏迷或反复惊厥等中毒性脑病的表现。

5.消化系统症状　可出现食欲不振、呕吐、腹泻、腹胀等症状。重症肺炎常发生中毒性肠麻痹，出现明显腹胀，以致膈肌升高进一步加重呼吸困难。胃肠道出血可吐出咖啡样物、便血或柏油样便。

三、并发症

有肺部和肺外并发症之分。肺部并发症包括胸腔积液或脓胸、脓气胸、肺脓肿、支气管胸膜瘘、坏死性肺炎以及急性呼吸衰竭。肺外并发症包括脑膜炎、脑脓肿、心包炎、心内膜炎、骨髓炎、关节炎以及脓毒症、溶血尿毒症综合征等。

四、临床诊断

（一）诊断要点

（1）发病较急，轻证仅有发热咳嗽、喉间痰鸣，重证则呼吸急促、鼻翼煽动。

（2）病情严重时，痰壅气逆，喘促不安，烦躁不宁，面色苍白，唇口青紫发绀。

（3）初生儿患本病时，常见不乳、神萎、口吐白沫，可无上述典型证候。

（4）肺部听诊可闻及细湿啰音，如病灶融合，可闻及管状呼吸音。

（5）X 线检查见肺纹理增多、紊乱，肺部透亮度降低或增强，可见小的片状、斑片状阴影，也可出现不均匀的大的片状阴影。

（6）实验室检查时，若细菌引起的肺炎，白细胞总数较高，中性粒细胞增多；若由病毒引起，白细胞总数减少，稍增或正常。

（二）鉴别诊断

1. 急性支气管炎　发热低，全身情况好，以咳嗽为主要临床表现，肺部听诊可闻及干啰音或不固定的大中水泡音。

2. 原发性肺结核　常有结核接触史，表现低热、盗汗、乏力、消瘦等结核中毒症状。可出现咳嗽、气促，但肺部啰音常不明显。应结合 PPD 试验、血沉及胸片加以鉴别。

五、辨证论治

肺炎病初与感冒相似，均为表证，但肺炎表证时间短暂，很快入里化热，主要特点为咳嗽、气喘。初起应分清风热还是风寒，风寒者多恶寒无汗，痰多清稀；风热者则为发热重，咳痰黏稠。痰阻肺闭时应辨清热重、痰重，热重者高热稽留不退，面红唇赤，烦渴引饮；痰重者喉中痰鸣，痰声辘辘，胸高气急。若高热炽盛，喘憋严重，呼吸困难，为毒热闭肺重症。若正虚邪盛出现心阳虚衰，热陷厥阴的危重变证。

本病治疗，以宣肺平喘，清热化痰为主法。若痰多壅盛者，首先降气涤痰；

喘憋严重者，治以平喘利气；气滞血瘀者，治以活血化瘀；病久气阴耗伤者，治以补气养阴，扶正达邪；出现变证者，随证施治。因本病易于化热，病初风寒闭肺治方中宜适当加入清热药。肺与大肠相表里，壮热炽盛时宜早用通腑药，使腑通热泄。病之后期，阴虚肺燥，余邪留恋，用药宜甘寒，避免用滋腻之品。

（一）常证

1. 风寒闭肺

症状：恶寒发热，无汗不渴，咳嗽气急，痰稀色白，舌淡红，苔薄白，脉浮紧。

辨证：风寒闭肺，肺气失宣。邪郁肌表，因而表现出一派风寒之象。

论治：辛温开肺，化痰止咳。

方药：三拗汤合葱豉汤加减。痰多白黏、苔白腻者，加苏子10g、陈皮6g、半夏6g、莱菔子10g，化痰止咳平喘；寒邪外束、肺有伏热者，加桂枝6g、石膏30g，表里双解。

2. 风热闭肺

症状：发热恶风，微有汗出，口渴欲饮，咳嗽，痰稠色黄，呼吸急促，咽红，舌尖红，苔薄黄，脉浮数。

辨证：风热外袭，肺闭失宣，因而发热恶风，微有汗出，口渴引饮；咽红，舌尖红，苔薄黄，脉浮数为风热之象。

论治：辛凉宣肺，清热化痰。

方药：轻证用银翘散加减，重证用麻杏石甘汤加减。壮热烦渴者，重用石膏，加知母10g；喘息痰鸣者，加葶苈子、浙贝母各10g；咽喉红肿疼痛者，加射干、蝉蜕各6g，利咽消肿；津伤口渴者，加天花粉10g。

3. 痰热闭肺

症状：壮热烦躁，喉间痰鸣，痰稠色黄，气促喘憋，鼻翼煽动，或口唇青紫，舌红，苔黄腻，脉滑数。

辨证：痰热壅盛，故壮热烦躁，喉间痰鸣，痰稠色黄。肺气郁闭，故见气促喘憋，鼻翼煽动。舌红，苔黄腻，脉滑数为痰热之象。

论治：清热宣肺，涤痰定喘。

方药：五虎汤合葶苈大枣泻肺汤。痰重者加猴枣散；热甚者加栀子、虎杖各10g；腑实加生大黄3g、青礞石30g；痰盛者，加天竺黄、浙贝母各10g；喘促而面唇青紫者加丹参、当归、赤芍各10g。

4. 痰浊闭肺

症状：咳嗽气喘，喉间痰鸣，咳吐痰涎，胸闷气促，食欲不振，舌淡，苔白腻，脉滑。

辨证：痰浊壅阻，故咳嗽气喘，喉间痰鸣，咳吐痰涎。痰浊闭郁，气机阻滞，故胸闷气促，食欲不振。舌淡，苔白腻，脉滑为痰浊之象。

论治：温肺平喘，涤痰开闭。

方药：二陈汤合三子养亲汤。咳甚加百部、紫菀、款冬花各10g，止咳化痰；便溏加白术10g。

5. 阴虚肺热

症状：低热不退，面色潮红，干咳无痰，舌质红而干，苔光剥，脉数。

辨证：余邪留恋，肺阴虚弱，故干咳无痰；舌质红而干，苔光剥，脉数为阴虚之象。

论治：养阴清肺，润肺止咳。

方药：沙参麦冬汤加减。低热者，加青蒿、知母各10g；咳甚者，加泻白散；干咳不止者，加五味子、诃子各6g；盗汗者，加地骨皮、煅龙骨各10g，敛汗固涩。

6. 肺脾气虚

症状：病程迁延，低热起伏，气短多汗，咳嗽无力，纳差，便溏，面色苍白，神疲乏力，四肢欠温，舌偏淡，苔薄白，脉细无力。

辨证：肺气虚则低热起伏，气短多汗，咳嗽无力。脾气虚则纳差，便溏，神疲乏力，四肢欠温。

论治：健脾益气，肃肺化痰。

方药：人参五味子汤加减。动则汗出者，加黄芪 10 g、煅龙骨 15 g、煅牡蛎 15 g；咳甚者，加紫菀、款冬花各 10 g；纳谷不香者，加神曲、谷芽、麦芽各 10 g；大便不实者，加山药、炒扁豆各 10 g。

（二）变证

1. 心阳虚衰

症状：突然面色苍白，发绀，呼吸困难加剧，汗出不温，四肢厥冷，神萎淡漠或烦躁不宁，右胁下肝脏增大、质坚，舌淡紫，苔薄白，脉微弱虚数。

辨证：心阳虚衰，正气欲脱。心阳不能运行敷布全身，故面色苍白，四肢欠温；阳气浮越，故虚烦不宁；肺气痹阻，影响心血运行，血液瘀滞，故发绀，舌淡紫；肝藏血，血瘀于肝，故肝大。

论治：温补心阳，救逆固脱。

方药：参附龙牡救逆汤加减。面色口唇发绀、肝大者，加当归、红花、丹参各 10 g。兼痰热实证，须扶正祛邪，标本同治。

2. 内陷厥阴

症状：壮热神昏，烦躁谵语，四肢抽搐，口噤项强，两目上视，咳嗽气促，痰声辘辘，舌红绛，指纹青紫，达命关，或透关射甲，脉弦数。

辨证：邪热炽盛，内陷厥阴。陷心则神明失守，见壮热神昏，烦躁谵语；陷肝则肝风内动，见四肢抽搐，口噤项强，两目上视。

论治：平肝熄风，清心开窍。

方药：羚角钩藤汤合牛黄清心丸加减。昏迷痰多者，加郁金、胆南星、天竺黄各 6 g；高热神昏者，加安宫牛黄丸。

六、其他疗法

（一）中成药疗法

1. 小儿咳喘灵口服液　具有宣肺清热、止咳、祛痰平喘的功效。适用于肺炎喘嗽各型。3 岁以内患儿每次服用 5 mL，3~6 岁患儿每次服用 7.5 mL，6~9

岁患儿每次服用 10 mL，9~12 岁患儿每次服用 12.5 mL， 口服，3 次 /d。

2. 小儿百部止咳糖浆　具有清热止咳化痰的功效。适用于肺炎属风热犯肺者。1~3 岁患儿每次服用 5 mL，3~6 岁患儿每次服用 7.5 mL，6~9 岁患儿每次服用 10 mL， 3 次 /d。

3. 复方川贝母片　具有止咳、化痰、平喘的功效。适用于肺炎喘嗽各型。3~6 岁患儿每次服用 3 片，6~9 岁患儿每次服用 4 片，9~12 岁患儿每次服用 5 片，3 次 /d。

（二）针灸疗法

1. 轻症　取中府、尺泽、孔最、列缺、鱼际、曲池、合谷等穴，1 次 /d，快速针法，不留针。

2. 重症　取列缺、少商、天突、膻中、灵墟、大椎、大杼、风门、肺俞、膈俞等穴，2~3 次 /d，快速针法，不留针。

（三）西药疗法

1. 一般治疗　保暖、注意营养及水分供应、保持呼吸道通畅。

2. 祛痰止喘　可应用祛痰剂、雾化吸入。

3. 抗生素治疗　一般多采用青霉素 G。过敏者可应用大环内酯类抗生素。痰培养阳性者，应结合药敏试验结果选药。

4. 抗病毒药物

（1）利巴韦林：抗病毒范围较广，剂量为 10 mg /（kg · d），加入 5% 葡萄糖液 100~150 mL 中静脉滴注，每个疗程 5~7 d。

（2）干扰素：其干扰病毒的范围较广，对 DNA 与 RNA 类病毒都有效。

5. 肾上腺皮质激素治疗　可减少炎症渗出，解除支气管痉挛，减轻中毒症状。对严重暴喘，用其他方法治疗无效者，或有严重中毒症状以及中毒性脑病可短期应用。

七、预防

加强体育锻炼，预防上呼吸道感染，做好小儿计划免疫，防止流行病的发生。

第四节　痄　腮

痄腮是因感受风温邪毒，壅阻少阳经脉引起的时行疾病。以发热及以耳垂为中心的漫肿疼痛为临床主要特征。中医称为痄腮，民间亦有称为"鸬鹚瘟""蛤蟆瘟"。西医学称为流行性腮腺炎。

本病一年四季都可发生，冬春易于流行。学龄儿童发病率高，能在儿童群体中流行。一般预后良好。少数儿童由于病情严重，可出现昏迷、惊厥变证；年长儿如发生本病，可见少腹疼痛、睾丸肿痛等症。

一、病因病机

痄腮病因为感受腮腺炎时邪，主要病机为邪毒壅阻少阳经脉，与气血相搏，凝滞耳下腮部。热甚化火，出现高热不退、烦躁头痛、经脉失和、机关不利，故张口咀嚼困难。足少阳胆经与足厥阴肝经互为表里，热毒炽盛，正气不支，邪陷厥阴，扰动肝风，蒙蔽心包，可出现高热不退、抽风、昏迷等症。足厥阴肝经循少腹络阴器，邪毒内传，引睾窜腹，则可伴有睾丸肿胀、疼痛或少腹疼痛。肝气乘脾，还可出现上腹疼痛、恶心呕吐等症。

二、临床诊断

（一）诊断要点

（1）当地有腮腺炎流行，发病前2~3周有流行性腮腺炎接触史。

（2）临床表现初病时可有发热，1~2 d后，以耳垂为中心腮部漫肿，边缘不清，皮色不红，压之疼痛或有弹性，通常先发于一侧，继发于另一侧。口腔内颊黏膜腮腺管口可见红肿。

（3）腮腺肿胀经 4~5 d 开始消退，整个病程 1~2 周。

（4）常见并发症有睾丸炎、卵巢炎、胰腺炎等，也有并发脑膜炎者。

（5）实验室检查提示外周血白细胞总数正常或降低，淋巴细胞相对增多。尿、血淀粉酶增多。

（二）鉴别诊断

化脓性腮腺炎，又称发颐，是两颊肿胀疼痛，表皮泛红，腮腺化脓，按摩腮部可见口腔内腮腺管口有脓液溢出。多为一侧腮部肿痛，无传染性，常继发于热病之后，且实验室检查提示白细胞及中性粒细胞增高。

三、辨证论治

痄腮的辨证要点主要是辨别轻证重证。轻证不发热或发热不甚，腮肿不坚硬，属温毒在表；重证发热高，腮肿坚硬，胀痛拒按，属热毒在里。轻证和重证属于常证。若出现高热不退，神志昏迷，反复抽风，或睾丸胀痛、少腹疼痛等并发症者，为变证。

本病治疗，着重于清热解毒，佐以软坚散结。初起温毒在表者，以疏风清热为主，若病情较重，热毒壅盛者，治宜清热解毒为主。腮肿硬结不散，治宜软坚散结。对于病情严重出现变证，如邪陷心肝或毒窜睾腹，则按熄风开窍或清肝泻火等法治之。

（一）常证

1. 邪犯少阳

症状： 轻微发热恶寒，一侧或两侧耳下腮部漫肿疼痛，咀嚼不便，或伴头痛、咽痛，纳少，舌红，苔薄白或淡黄，脉浮数。

辨证： 以轻微发热恶寒，一侧或两侧耳下腮部漫肿疼痛，舌红，苔薄白，脉浮数为辨证要点。

论治： 疏风清热，散结消肿。

方药： 银翘散加减。咽喉肿痛者，加马勃 6 g、玄参 10 g；纳少、呕吐者，加竹茹 6 g、陈皮 6 g。

2. 热毒壅盛

症状：高热不退，腮部肿胀疼痛，坚硬拒按，张口、咀嚼困难，烦躁不安，口渴引饮，或伴头痛、呕吐，咽部红肿，食欲不振，尿少黄赤，舌红，苔黄，脉滑数。

辨证：以高热不退，腮部肿胀疼痛，坚硬拒按，尿少黄赤，舌红，苔黄，脉滑数为辨证要点。

论治：清热解毒，软坚散结。

方药：普济消毒饮加减。腮部肿胀疼痛甚者，加夏枯草 6 g、海藻 6 g；热甚者，加生石膏 30 g、知母 10 g；大便秘结者，加大黄 3 g、芒硝 6 g。

（二）变证

1. 邪陷心肝

症状：高热不退，神昏，嗜睡，项强，反复抽风，腮部肿胀疼痛，坚硬拒按，头痛，呕吐，舌红，苔黄，脉洪数。

辨证：以高热不退，神昏，嗜睡，项强，反复抽风为辨证要点。

论治：清热解毒，熄风开窍。

方药：清瘟败毒饮加减。神志昏迷者，加紫雪丹、至宝丹。

2. 毒窜睾腹

症状：病至后期，腮部肿胀渐消，一侧或两侧睾丸肿胀疼痛，或伴少腹疼痛，痛甚者拒按，舌红，苔黄，脉数。

辨证：以睾丸肿胀疼痛，少腹疼痛，舌红，苔黄，脉数为辨证要点。

论治：清肝泻火，活血止痛。

方药：龙胆泻肝汤加减。睾丸肿大明显者，加青皮 6 g、乌药 6 g、莪术 6 g。

四、其他疗法

（一）中成药疗法

1. 小柴胡冲剂　每次 1 包，3 次 /d。用于邪犯少阳证。

2. 清开灵冲剂　每次 1 包，3 次 /d。用于热毒壅盛及邪陷心肝证。

（二）外治疗法

（1）青黛散、紫金锭、如意金黄散，任选一种。以醋或水调匀后外敷患处，2 次 /d。适用于腮部肿痛。

（2）鲜蒲公英、鲜马齿苋、鲜仙人掌（去刺），任选一种，捣烂外敷患处。

（三）针灸疗法

取翳风、颊车、合谷等穴，针刺用泻法，强刺激。发热者，加取曲池、大椎；睾丸胀痛者，加取血海、三阴交。1 次 /d。

五、预防及护理

（一）预防

发现疒腮患儿应及时隔离治疗，至腮腺肿胀完全消退为止。流行期间，幼儿园及小学要经常检查，有接触史及腮部肿痛的可疑患儿，要进行隔离密切观察，并给予板蓝根 15~30 g 煎服，或用板蓝根冲剂冲服，连服 3~5 d。

（二）护理

（1）患儿发热期间应卧床休息，居室空气流通，避免受凉，复感他邪。

（2）饮食以流质、半流质为主，忌肥腻、辛辣、坚硬及酸性的食品。

（3）注意口腔卫生，做好口腔护理。如出现神昏、抽搐、头痛及少腹剧痛等症，应予特别护理，配合抢救措施。

第五节　儿童鼻窦炎

上颌窦、筛窦、额窦和蝶窦的黏膜发炎统称为鼻窦炎。鼻窦炎是鼻窦黏膜的非特异性炎症，为一种儿科常见多发病、常见病。目前比较公认的分类方法是将儿童鼻窦炎分为三种：①急性鼻窦炎，症状持续存在不超过 8 周；②急性复发性鼻窦炎，症状持续存在不超过 8 周，每年发作 3 次以上；③慢性鼻窦炎，症状持续存在 12 周以上。儿童鼻窦炎属中医"鼻渊"范畴，指鼻腔时流浊涕的病症。俗名脑漏。

一、病因病机

多因外感风热邪毒，或风寒侵袭，久而化热，邪热循经上蒸，犯及鼻窍；或胆经炎热，随经上犯，蒸灼鼻窍；或脾胃湿热，循胃经上扰等引起；或鼻渊日久，耗伤肺脾之气，脾虚运化失健，营气难以上布鼻窍，肺气不足，易为邪毒侵袭，且又清肃不利，邪毒滞留鼻窍，凝聚于鼻窦，伤蚀肌膜而为病；或鼻渊日久，阴精大伤，虚火内扰，余邪滞留不清，两者搏结于鼻窦，肌膜败坏，而成浊涕，发为鼻渊。

现代医学认为该病发生为感染、变态反应及全身和局部病变诱发，如纤毛不动综合征、HIV 感染、腺样体肥大、下呼吸道感染、胃食管反流等，使窦口阻塞及鼻窦黏液纤毛清除功能异常而引起儿童鼻窦炎。

二、临床表现

儿童鼻窦炎临床上以脓涕、鼻阻塞、后鼻滴涕、咳嗽、呼吸有臭味、头痛、习性改变等为主要症状，可同时伴有中耳炎、腺样体炎、哮喘和支气管炎。急性鼻窦炎、急性复发性鼻窦炎症状较明显，慢性鼻窦炎症状较轻，无症状者接近 50%。

1.急性鼻窦炎、急性复发性鼻窦炎　大多继发于急性上呼吸道感染后，头昏或伴眩晕，阳光下或者遇热后尤甚；多为低热，若多窦同时发病或病势剧烈亦可为高热，大多同时有头痛、头昏、眼胀痛等症状；一般为黄浊脓涕或黄白稠涕；鼻音重；嗅觉减退；多在夜间卧位或晨起时咳嗽明显、咯吐黄色黏痰。

2.慢性鼻窦炎　慢性鼻窦炎临床表现与急性相类，但症状较轻。主要见流黄白涕；有相当一部分患儿晨起咳嗽，喉间有痰是唯一症状；嗅觉迟钝或消失；鼻塞；头痛为一侧或以一侧为主，有时与体位有关，如咳嗽、用力及转头时加重；有部分鼻窦炎患儿会出现记忆力下降、精神不集中。"过去一段时间内是否频繁感冒"，是慢性鼻窦炎必不可少的问诊项目。

三、临床诊断

（一）诊断要点

（1）有感冒、急性鼻炎等病史。

（2）以大量黏液性或脓性鼻涕、鼻塞、头痛或头昏为主要症状，急性鼻窦炎有发热及全身不适。

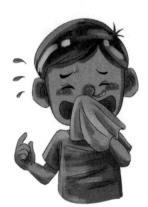

（3）鼻腔检查可见黏膜充血、肿胀、鼻腔或后鼻孔有较多的黏性或脓性分泌物。

（4）鼻窦 X 线摄片有阳性表现，有助于诊断。

（5）CT 扫描可更清楚地观察窦壁是否受损及窦腔黏膜病变的程度。

（6）鼻窦超声波检查主要用于上颌窦、额窦的检查，可发现窦腔内积液、息肉或肿瘤。

急性鼻窦炎发病迅速，病程较短，若治疗不彻底，则迁延为慢性鼻窦炎。慢性鼻窦炎病程较长。

（二）鉴别诊断

1. 与慢性鼻炎鉴别　慢性鼻炎流鼻涕不呈绿脓性，亦无臭味，故观察鼻涕的性质是鉴别关键；拍摄 X 线检查鉴别可准确无误，慢性鼻炎病变局限于鼻腔，而慢性鼻窦炎则鼻窦内可见有炎性病变。

2. 与神经性头痛鉴别　有些患神经性头痛的患者可长年头痛，反复发作，往往误认为有鼻窦炎，但这种患者基本没有鼻部症状，故从表现及拍 X 线片即可加以鉴别。

四、辨证论治

儿童鼻窦炎的发生与感受外邪、正气虚弱密不可分。本病虽病在鼻，但与脏腑虚弱、经脉失畅、气血不和相联，主要与肺脾两脏虚损关系密切。因此，正气虚弱是发病的重要因素，贯穿疾病的始终。治疗当以宣降肺气、通窍祛浊为基本方法。

1. 肺经风热

症状： 鼻涕色黄或黏稠，间歇或持续鼻塞，嗅觉减退，全身可兼见发热、恶寒，头痛，咳嗽痰多，舌红，苔微黄，脉浮数。

辨证： 鼻部症状加发热恶寒，头痛，舌红，苔微黄，脉浮数为辨证要点。

论治： 疏风清热，芳香通窍。

方药： 苍耳子散加减。脓涕不易擤者，加冬瓜子、瓜蒌仁、鱼腥草各10 g，皂角刺6 g。

2. 胆腑郁热

症状： 鼻塞不甚，流黄绿色黏稠鼻涕，偶有鼻涕带血。发热，口苦咽干，目眩，耳鸣耳聋，急躁易怒，舌红，苔黄，脉弦数。

辨证： 鼻部症状加上发热，急躁易怒，舌红，苔黄，脉弦数为辨证要点。

论治： 清泄胆热，解郁通窍。

方药： 龙胆泻肝汤加减。涕黄稠者，酌加薏苡仁、冬瓜仁、黄芩各10 g；涕黄绿者，酌加夏枯草6 g、芦荟10 g、黄连3 g。

3. 脾胃湿热

症状： 鼻涕黄浊、黏稠如脓样，嗅觉迟钝。全身症见头晕头痛，头重体倦，脘胁胀闷，小便黄，舌红，苔黄腻，脉濡或滑数。

辨证： 鼻部症状加晕头痛，脘胁胀闷，小便黄，舌红，苔黄腻，脉濡或滑数为辨证要点。

论治： 清脾泄热，利湿祛浊。

方药： 黄芩滑石汤加减。

4. 肺脾气虚

症状： 鼻涕黏稠白浊，长湿无干，时多时少，鼻塞，嗅觉减退。检查见鼻窍肌膜淡红肿胀，脓涕自鼻道上方向下流出。全身症见头晕头胀，气短乏力，面色白，肢倦纳呆，或咳嗽痰黏而白，舌淡红，苔薄白。

辨证： 鼻部症状加气短乏力，面色白，纳呆，舌淡红、苔薄白为辨证要点。

治法：补脾益肺，升阳通窍。

方药：补中益气汤加减。

5. 肾阴不足

症状：鼻渊日久、反复不愈，鼻塞，流浊涕或黄或白，嗅觉差，头目眩晕，耳鸣，耳聋，手足心热或颧红口干，腰膝酸软，舌红，脉细数。

辨证：鼻部症状加头目眩晕，耳鸣，耳聋，舌红，脉细数为辨证要点。

治法：补肾填精。

方药：左归丸加减。

五、其他疗法

（一）针刺疗法

选用迎香以通鼻塞，太阳、头维以治头痛，还可选用印堂、合谷、风池、曲池、阳白等，每次选 2~3 穴，用泻法，强刺激。

（二）单方验方疗法

用滴鼻灵、葱白滴鼻液滴鼻或用冰连散吹入鼻腔，3~4 次 /d，可疏风清热通窍。

（三）熏洗疗法

苍耳子散液加入喷雾机中，2 次 /d，也可用麻黄、辛夷、甘草、茶叶水煎过滤后作药液熏洗，或作为滴鼻剂。

（四）艾灸疗法

颅息、迎香、上星悬灸至患者感觉焮热，皮肤潮红。

（五）西医治疗

治疗原则主要为控制感染、预防并发症。

（1）抗生素：及时控制感染极为重要。

（2）糖皮质激素：鉴于局部用糖皮质激素强大的抗炎、抗水肿作用及在炎症的各个阶段都发挥效应，已经成为鼻腔和鼻窦黏膜炎症的第一线药物。

（3）血管收缩剂：急性期可以短时间（7 d 以内）、低浓度使用，有利于通气和引流，以低浓度麻黄素（0.5％）或盐酸羟甲唑啉为主。

（4）其他：腺样体处理术及全身伴随性疾病的处理。

六、预防

（1）积极锻炼身体，增强体质，预防感冒。注意劳逸结合，不要过度劳累而使身体抗病能力下降。

（2）积极治疗邻近组织器官病变，如扁桃体炎等，对急性鼻渊也应积极、及时地治疗，以免迁延日久转为慢性或发生其他变证。

（3）饮食宜清淡而富于营养，少食辛辣刺激之品，患病期间更应注意。

（4）夏日炎炎，人们常喜欢游泳以消除暑热，但游泳时跳水姿势不当或游泳后用力擤鼻，均可使污水进入鼻窦内而引发疾病，应加以注意。

（5）因鼻出血而行填塞止血时，填塞物不可留置过久，否则不仅可引起局部刺激或污染，也会妨碍窦口通气引流而诱发本病。

（6）注意清洁鼻腔，去除积留的鼻涕，保持鼻道通畅。还要注意擤鼻的方法，鼻腔有分泌物而鼻塞重时忌用力擤鼻，以免邪毒逆入耳窍，导致耳窍疾病。

（7）积极防治牙病，可减少牙源性上颌窦炎的发病。

第六节　夏季热

夏季热是婴幼儿时期的一种特有疾病。临床以入夏长期发热、口渴多饮、多尿、汗闭为特征。因本病有严格的季节性，发病于夏季，故名夏季热。

本病主要发生于我国南方，如东南、中南及西南等气候炎热地区。发病多见于3岁以下小儿。发病时间多集中于农历六月、七月、八月，与气候有密切关系，气温愈高，发病尤多，但在秋凉以后，症状多能自行消退。有的患儿可连续数年发病，而随着年龄增长，其发病症状可逐年减轻，病程亦较短。本病若无其他合并症，预后多良好。但病程久者，也会影响小儿健康。

一、病因病机

发病原因主要与小儿体质因素有关。小儿先天禀赋不足，如早产儿、未成熟儿，肾气不足者；有因后天脾胃不足，发育营养较差，脾胃虚弱者；有因病后体虚，气阴不足者，入夏后不能耐受暑热气候的熏蒸，易患本病。

暑性炎热，易耗伤津液。小儿冒受暑气，蕴于肺胃，灼伤肺胃之津，津亏内热炽盛，故发热、口渴多饮；又暑易伤气，气虚下陷，气不化水，则水液下趋膀胱，而出现尿多清长；又肺津为暑热所伤，肺主清肃，外合皮毛腠理，司开合，津气两亏，水源不足，水液无以敷布，则腠理闭塞，故见少汗或汗闭；汗与小便，都属阴津，异物而同源，所以汗闭则尿多，尿多则津伤，津伤则必饮水自救，因而形成汗闭、口渴多饮、多尿的证候。

现代医学认为，本病的发生原因为3岁以下小儿中枢神经系统发育不完善，体温调节功能不健全，汗液排泄功能差、出汗少，不易散热。

二、临床诊断

（一）诊断要点

1. 发热　大多数患儿表现为盛夏时节渐起发热，体温在 38~40 ℃。持续不退，天气越热，体温越高。发热期可长达 1~3 个月，气候凉爽时自然下降。

2. 多饮多尿　患儿口渴多饮，小便频繁、清长。

3. 少汗或无汗　大多不出汗，仅有时在起病时头部稍有汗出。

4. 其他情况　病初起时一般情况良好，或偶有感冒症状，但多不严重，发热持续不退时可见食欲减退，面色苍白，形体消瘦，倦怠乏力，烦躁不安。

5. 病程　多数历时 1~2 个月，亦可长达 3~4 个月，直至秋凉后发热及其他症状逐渐消退。

6. 实验室检查　除部分患儿周围血淋巴细胞百分数增高外，实验室检查多在正常范围。

（二）鉴别诊断

需与疰夏相鉴别，该病一般不发热，或有低热，食欲减退，精神倦怠，无汗闭、口渴多饮、多尿等症状。

三、辨证论治

本病是因暑气熏蒸而发病，多伤气阴，辨证要区别是否累及上焦肺胃气阴，或是否损及下焦肾之阳气。本病治疗以清暑泄热，益气生津为原则。清暑泄热，着重于清肺胃，泄内热，常用辛凉清暑之品，不宜过用苦寒，以防化燥伤阴。益气生津，着重于助中气，养肺胃，常用甘润之品，不能过于滋腻，以防滞邪。若病久病重累及肾，肾阳不足，真阴亏损，心火上炎，则宜温肾阳，清心火，佐以潜阳固涩，生津止渴，温下清上。在药物治疗的同时，注意避暑降温，保持居住环境通风凉爽。

1.暑伤肺胃

症状：发热持续不退，热势多午后升高，稽留不退，气温愈高，发热亦愈高，口渴引饮，头额较热，皮肤干燥灼热，无汗或少汗，小便频数而清长，精神烦躁，口唇干燥，舌质红，苔薄黄，脉数。

辨证：暑伤肺胃，气阴亏损。患儿禀赋不足，冒受暑气，蕴于肺胃，灼伤阴津，津亏而内热炽盛，故发热持续不退，口渴引饮；暑热愈盛，熏蒸愈热，热淫于内，故发热愈高，精神烦躁；肺津伤则化源不足，水液无以敷布，故头额、肌肤热，无汗或少汗；暑伤气，虽频频渴饮，而气不化水下趋膀胱，出现小便频数而清长；肺胃阴津被灼而损耗，故皮肤、口唇干燥。舌苔薄黄，脉数，为暑气所伤之证。

论治：清热解暑，养阴生津。

方药：王氏清暑益气汤。纳呆食少、神倦者，加麦芽、白术各10g；烦躁明显者，加莲子心6g；如兼有外感伤暑症状者，方中去黄连、西洋参、麦冬，加薄荷、豆卷各6g；如兼有湿邪、舌苔白腻者，方中去麦冬、石斛、知母，加藿香10g，木香、佩兰、扁豆花各6g。

2. 上盛下虚

症状： 精神萎靡或虚烦不安，面色苍白，下肢清冷，食欲减退，小便澄清、频数无度，大便稀溏，身热不退、朝盛暮衰，口渴，多饮，舌淡，苔黄，脉细数无力。

辨证： 热淫于上，阳虚于下。本证多见于体禀虚弱，病势缠绵的后期，虚实并见，虚多于实。命门火衰，不能温煦脾土，故临床出现精神萎靡、面色苍白、食欲减退、下肢清冷、小便澄清、大便稀溏等一系列脾胃阳气不足的征象。暑气为患，阴液必耗，阴虚火旺，故发热不退，朝盛暮衰，口渴多饮；命火虽属肾阳，而寓于肾阴之中，肾又称水火之脏，水不济火，则阳易浮越，故可见虚烦不宁等上盛下虚证；舌淡，苔黄，脉细数无力则为寒热夹杂、虚实并见之象。

论治： 温补肾阳，清热护阴。

方药： 温下清上汤。若心烦口渴，舌红赤者，加淡竹叶 10 g、玄参 10 g，除烦热。如口渴不止，小便既多又清，可用白虎加人参汤与金匮肾气丸合治。

四、其他疗法

（一）中成药疗法

生脉饮口服液，每服 5 mL，3 次 /d。用于暑伤肺胃证。

（二）单方验方疗法

（1）荷叶、西瓜翠衣各 5 g，地骨皮、生地黄各 3 g，大枣、五味子各 2 g，每日 1 剂，水煎滤取药液，加白糖少量，频频饮服。用于暑伤肺胃证。

（2）蚕茧 20 只，红枣 20 枚，乌梅 5 枚，煎汤饮，每日 1 剂。用于暑伤肺胃和上盛下虚证。

（三）针灸疗法

取足三里、中脘、肾俞、大椎、风池、合谷等穴，视病情行补泻手法。如下元肾阳不足者，针后加药条灸，每穴 2~3 min，每日针 1 次，7 次为 1 个疗程，一般治疗 1~2 个疗程。

（四）推拿疗法

推三关、退六腑各 200 次，分阴阳、推脾土各 300 次，清天河水 200 次，揉内庭、解溪、足三里、阴陵泉，摩气海、关元各 3 min，1 次/d，7 d 为 1 个疗程。用于暑伤肺胃证。

五、预防及护理

（一）预防

（1）注意防治各种疾病，特别是麻疹、泄泻、肺炎、疳证等，病后注意调理，恢复体质。

（2）改善居住环境，注意调节室内温度，保持凉爽，或易地避暑。

（二）护理

注意营养，饮食宜清淡，多补充水分，可用西瓜汁、银花露、绿豆汤等代茶。高热时可适当用物理降温，常洗温水浴，可帮助发汗降温。避免着凉、中暑，防止并发症。

方剂索引

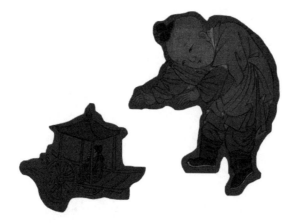

◇ 二画 ◇

二陈汤

【组成】半夏 15 g　陈皮 15 g　白茯苓 9 g　炙甘草 5 g

二妙丸

【组成】黄柏 6 g　苍术 6 g

人参五味子汤

【组成】人参 3 g　茯苓 3 g　麦冬 3 g　白术 5 g　五味子 2 g　炙甘草 4 g　生姜 3 g　大枣 3 g

八珍汤

【组成】当归 10 g　川芎 5 g　白芍 8 g　熟地黄 15 g　人参 3 g　炒白术 10 g　茯苓 8 g　炙甘草 5 g

◇ 三画 ◇

三拗汤

【组成】甘草 6 g　麻黄 6 g　杏仁 6 g

三子养亲汤

【组成】紫苏子 10 g　白芥子 10 g　莱菔子 10 g

己椒苈黄丸

【组成】防己 3 g　椒目 3 g　葶苈子 3 g　大黄 3 g

小青龙汤

【组成】麻黄 9 g　桂枝 9 g　细辛 6 g　干姜 6 g　白芍 9 g　半夏 9 g　五味子 6 g　炙甘草 6 g

小柴胡汤

【组成】柴胡 12 g　黄芩 9 g　人参 6 g　半夏 9 g　炙甘草 5 克　生姜 9 克　大枣 4 枚

小承气汤

【组成】大黄（酒洗）12 g　炙厚朴 6 g　炙枳实 9 g

大青龙汤

【组成】麻黄9g　桂枝6g　炙甘草6g　杏仁10g　生姜6g　大枣10g　石膏30g

大定风珠

【组成】鸡子黄2个　阿胶9g　生白芍18g　生龟板12g　干地黄18g　麻仁6g　五味子6g　生牡蛎12g　麦冬18g　鳖甲12g　炙甘草12g

大承气汤

【组成】大黄（后下）10g　芒硝（冲服）9g　枳实10g　厚朴6g

◇ 四画 ◇

六君子汤

【组成】人参3g　白术6g　茯苓6g　甘草2g　陈皮3g　半夏3g

六味地黄汤

【组成】熟地黄20g　山茱萸12g　山药12g　泽泻9g　牡丹皮9g　茯苓9g

王氏清暑益气汤

【组成】西洋参5g　石斛15g　麦冬9g　黄连3g　竹叶6g　荷梗6g　知母6g　甘草3g　粳米15g　西瓜翠衣30g

五虎汤

【组成】麻黄9g　炒杏仁9g　石膏25g　甘草3g　细茶3g

五苓散

【组成】猪苓9g　泽泻15g　白术9g　茯苓9g　桂枝6g

五皮饮

【组成】大腹皮10g　桑白皮10g　茯苓皮10g　生姜皮10g　陈橘皮10g

化斑汤

【组成】石膏30g　知母12g　生甘草9g　玄参9g　犀角6g　粳米10g

◇ 五画 ◇

<u>右归丸</u>

【组成】熟地黄 12 g　炒山药 6 g　山茱萸 6 g　枸杞子 9 g　菟丝子 6 g　鹿角胶 6 g　杜仲 9 g　肉桂 3 g　当归 6 g　制附子 3 g

<u>加味香苏散</u>

【组成】苏叶 5 g　陈皮 4 g　香附 4 g　荆芥 3 g　秦艽 3 g　防风 3 g　蔓荆子 3 g　川芎 2 g　炙甘草 3 g　生姜 3 片

<u>玉屏风散</u>

【组成】防风 6 g　黄芪 12 g　白术 12 g

<u>白虎汤</u>

【组成】生石膏 30 g　知母 10 g　炙甘草 6 g　粳米 15 g

<u>仙方活命饮</u>

【组成】炙穿山甲 3 g　白芷 3 g　天花粉 3 g　炒皂角刺 3 g　当归尾 3 g　甘草 3 g　赤芍 3 g　乳香 3 g　没药 3 g　防风 3 g　贝母 3 g　陈皮 9 g　金银花 9 g

<u>龙胆泻肝汤</u>

【组成】龙胆草 6 g　黄芩 9 g　栀子 9 g　泽泻 12 g　木通 9 g　车前子 9 g　当归 8 g　生地黄 20 g　柴胡 10 g　生甘草 6 g

<u>玉女煎</u>

【组成】石膏 30 g　熟地黄 15 g　麦冬 9 g　知母 6 g　牛膝 6 g

<u>生脉散</u>

【组成】人参 10 g　麦冬 10 g　五味子 6 g

<u>四逆汤</u>

【组成】炙甘草 6 g　干姜 9 g　生附子（先煎）15 g

<u>圣愈汤</u>

【组成】生地黄 20 g　熟地黄 20 g　白芍 15 g　川芎 10 g　党参 20 g　当归 10 g　黄芪 15 g

甘露消毒丹

【组成】滑石 15 g　黄芩 10 g　绵茵陈 10 g　石菖蒲 6 g　川贝母 6 g　通草 6 g　藿香 6 g　连翘 6 g　白蔻仁 3 g　薄荷 6 g　射干 6 g

◇ 六画 ◇

会厌逐瘀汤

【组成】桃仁 15 g　红花 15 g　生地黄 12 g　甘草 9 g　桔梗 9 g　枳壳 6 g　赤芍 6 g　当归 6 g　玄参 3 g　柴胡 3 g

百合固金汤

【组成】百合 12 g　熟地黄 9 g　生地黄 9 g　当归 9 g　白芍 3 g　甘草 3 g　桔梗 6 g　玄参 6 g　贝母 6 g　麦冬 9 g

当归四逆汤

【组成】当归 12 g　桂枝 9 g　芍药 9 g　细辛 3 g　炙甘草 6 g　通草 6 g　大枣 8 枚

托里透脓汤

【组成】人参 3 g　白术 3 g　炒穿山甲 3 g　白芷 3 g　升麻 2 g　甘草节 2 g　炒青皮 2 g　当归 6 g　黄芪 9 g　皂角刺 5 g　黄芩 5 g

竹叶石膏汤

【组成】竹叶 6 g　石膏 50 g　半夏 9 g　麦冬 20 g　人参 6 g　炙甘草 6 g　粳米 10 g

血府逐瘀汤

【组成】当归 10 g　生地黄 10 g　桃仁 10 g　红花 10 g　枳壳 6 g　赤芍 6 g　柴胡 3 g　甘草 3 g　桔梗 6 g　川芎 6 g　牛膝 10 g

达原饮

【组成】槟榔 6 g　厚朴 3 g　草果仁 3 g　知母 3 g　芍药 3 g　黄芩 3 g　甘草 3 g

◇ 七画 ◇

沙参麦冬汤

【组成】沙参 9 g 玉竹 6 g 生甘草 3 g 冬桑叶 4.5 g 麦冬 9 g 生扁豆 4.5 g 花粉 4.5 g

补阳还五汤

【组成】黄芪 30 g 归尾 6 g 赤芍 5 g 地龙 3 g 川芎 3 g 桃仁 3 g 红花 3 g

补中益气汤

【组成】黄芪 20 g 炙甘草 6 g 人参 10 g 当归身 10 g 橘皮 6 g 升麻 3 g 柴胡 3 g 白术 10 g

附桂理中丸

【组成】制附子 3 g 肉桂 15 g 人参 3 g 白术 6 g 干姜 3 g 炙甘草 3 g

苍耳子散

【组成】苍耳子 6 g 辛夷 6 g 白芷 6 g 川芎 10 g 黄芩 10 g 薄荷 10 g 川贝母 6 g 淡豆豉 10 g 菊花 10 g 甘草 6 g

◇ 八画 ◇

金匮肾气丸

【组成】地黄 10 g 山药 3 g 山茱萸 3 g 茯苓 9 g 牡丹皮 3 g 泽泻 3 g 桂枝 3 g 炙附子 3 g

参附龙牡救逆汤

【组成】人参 10 g 制附子 10 g 龙骨 30 g 牡蛎 30 g 白芍 10 g 炙甘草 6 g

参附汤

【组成】人参 12 g 炮附子 9 g

参苓白术散

【组成】莲子 9 g 薏苡仁 9 g 缩砂仁 9 g 桔梗 6 g 白扁豆 12 g 白茯苓 15 g 人参 15 g 甘草 9 g 白术 15 g 山药 15 g

青蒿鳖甲汤

【组成】青蒿 15 g　鳖甲 15 g　生地黄 12 g　知母 9 g　牡丹皮 9 g

◇ 九画 ◇

养阴清肺汤

【组成】生地黄 12 g　麦冬 9 g　生甘草 3 g　玄参 9 g　贝母 5 g　牡丹皮 5 g　薄荷 3 g
炒白芍 5 g

茯苓丸

【组成】茯苓 3 g　人参 3 g　肉桂 3 g　干姜 3 g　半夏 3 g　橘皮 3 g　白术 9 g　葛根
9 g　甘草 9 g　枳实 9 g

荆防败毒散

【组成】荆芥 10 g　防风 10 g　茯苓 10 g　独活 10 g　柴胡 10 g　前胡 6 g　川芎 6 g
枳壳 6 g　羌活 6 g　桔梗 6 g　薄荷 6 g　甘草 3 g

保和丸

【组成】山楂 10 g　神曲 6 g　半夏 9 g　茯苓 9 g　陈皮 6 g　连翘 6 g　炒莱菔子 6 g
炒麦芽 6 g

茵陈蒿汤

【组成】茵陈蒿 12 g　栀子 9 g　大黄 9 g

宣毒发表汤

【组成】薄荷 3 g　葛根 3 g　防风 3 g　荆芥穗 3 g　连翘 3 g　牛蒡子 3 g　通草 3 g
枳壳 3 g　淡竹叶 3 g　升麻 3 g　桔梗 3 g　甘草 3 g

◇ 十画 ◇

凉膈散

【组成】大黄 9 g　朴硝 9 g　甘草 9 g　栀子仁 5 g　薄荷 5 g　黄芩 5 g　连翘 18 g　竹
叶 3 g

透疹凉解汤

【组成】桑叶 6 g　甘菊 6 g　薄荷 6 g　连翘 6 g　牛蒡子 6 g　赤芍 6 g　蝉蜕 6 g　紫花地丁 6 g　黄连 3 g　藏红花 3 g

涤痰汤

【组成】制南星 9 g　半夏 9 g　枳实 6 g　茯苓 6 g　橘红 5 g　石菖蒲 3 g　人参 3 g 竹茹 2 g　甘草 2 g

桃红四物汤

【组成】桃仁 6 g　红花 4 g　当归 12 g　川芎 9 g　熟地黄 10 g　生白芍 10 g

调胃承气汤

【组成】大黄 12 g　炙甘草 6 g　芒硝 12 g

秦艽鳖甲汤

【组成】地骨皮 20 g　柴胡 20 g　鳖甲 20 g　秦艽 10 g　知母 10 g　当归 10 g

柴葛解肌汤

【组成】柴胡 6 g　干葛 9 g　甘草 3 g　黄芩 6 g　羌活 3 g　白芷 3 g　芍药 6 g　桔梗 3 g　生姜 3 g　大枣 2 枚　石膏 5 g

柴胡桂枝汤

【组成】桂枝 6 g　黄芩 6 g　人参 6 g　甘草 3 g　半夏 6 g　芍药 6 g　大枣 6 枚　生姜 3 g　柴胡 10 g

桑菊饮

【组成】桑叶 9 g　菊花 3 g　杏仁 6 g　连翘 5 g　薄荷 3 g　桔梗 6 g　甘草 3 g　苇根 6 g

◇十一画◇

黄芩滑石汤

【组成】黄芩 9 g　滑石 9 g　茯苓皮 9 g　猪苓 9 g　大腹皮 6 g　白蔻仁 3 g　通草 3 g

黄连解毒汤

【组成】黄连 9 g　栀子 9 g　黄芩 6 g　黄柏 6 g

清咽利膈汤

【组成】玄参10g　升麻3g　桔梗6g　甘草3g　茯苓10g　黄连3g　黄芩6g　牛蒡子6g　防风6g　芍药10g

清宁散

【组成】大黄15g　羌活9g　炒栀仁9g　川芎9g　龙胆草9g　防风9g　当归9g

清肝化痰丸

【组成】生地黄10g　牡丹皮10g　海藻10g　贝母6g　柴胡6g　昆布6g　夏枯草6g　僵蚕10g　当归10g　连翘6g　栀子6g

清解透表汤

【组成】西河柳7g　蝉蜕3g　葛根6g　升麻4g　连翘3g　金银花3g　紫草根3g　桑叶3g　甘菊3g　牛蒡子6g　甘草4g

清咽下痰汤

【组成】玄参10g　桔梗6g　炒牛蒡子6g　甘草3g　浙贝母10g　瓜蒌10g　射干6g　荆芥6g

清胃解毒汤

【组成】当归10g　黄连3g　生地黄10g　天花粉10g　连翘6g　升麻3g　牡丹皮6g　赤芍6g

清凉涤暑汤

【组成】滑石10g　生甘草3g　青蒿6g　白扁豆6g　连翘10g　白茯苓10g　通草3g　西瓜翠衣1片

清营汤

【组成】水牛角15g　生地黄10g　玄参10g　竹叶心3g　麦冬10g　丹参6g　黄连3g　金银花9g　连翘6g

清瘟败毒饮

【组成】生石膏50g　水牛角30g　生地黄18g　栀子10g　连翘10g　知母10g　牡丹皮10g　黄连6g　赤芍10g　玄参10g　竹叶10g　桔梗6g　甘草6g

银翘马勃散

【组成】连翘 15 g　牛蒡子 9 g　金银花 6 g　射干 3 g　马勃 3 g

麻杏石甘汤

【组成】麻黄 6 g　杏仁 10 g　石膏 20 g　炙甘草 6 g

羚角钩藤汤

【组成】羚角片 2 g　钩藤 9 g　霜桑叶 6 g　菊花 9 g　生地黄 15 g　生白芍 9 g　川贝 6 g　竹茹 15 g　茯神 9 g　生甘草 3 g

银翘散

【组成】连翘 15 g　金银花 15 g　苦桔梗 6 g　薄荷 6 g　竹叶 4 g　生甘草 5 g　荆芥穗 4 g　淡豆豉 5 g　牛蒡子 6 g　芦根 20 g

◇ 十二画 ◇

温下清上汤

【组成】黄连 3 g　制附子 9 g　磁石 30 g　龙骨 20 g　菟丝子 9 g　覆盆子 9 g　桑螵蛸 9 g　天花粉 6 g　乌药 6 g　山药 9 g　益智仁 9 g

葱豉汤

【组成】葱白 6-10 条　淡豆豉 30 g

葶苈大枣泻肺汤

【组成】葶苈 15 g　大枣 10 g

普济消毒饮

【组成】黄芩 15 g　黄连 15 g　薄荷 10 g　陈皮 6 g　玄参 10 g　连翘 15 g　板蓝根 15 g　马勃 10 g　牛蒡子 10 g　僵蚕 10 g　升麻 2 g　柴胡 6 g　桔梗 10 g　生甘草 6 g

犀角地黄汤

【组成】水牛角 15 g　生地黄 10 g　芍药 10 g　牡丹皮 9 g

犀角清络饮

【组成】水牛角 30 g　粉丹皮 6 g　连翘 6 g　淡竹沥 60 mL　鲜生地黄 12 g　生赤芍

6 g 桃仁 10 g

◇十三画◇

解肌透痧汤
【组成】荆芥穗 6 g 净蝉蜕 3 g 射干 3 g 生甘草 2 g 粉葛根 6 g 熟牛蒡 6 g 马勃 2 g 桔梗 3 g 前胡 6 g 连翘壳 6 g 炙僵蚕 9 g 淡豆豉 9 g 鲜竹茹 6 g 浮萍 9 g

新加香薷饮
【组成】香薷 6 g 金银花 9 g 白扁豆 9 g 厚朴 6 g 连翘 6 g

◇十四画以上◇

增液汤
【组成】玄参 15 g 麦冬 10 g 生地黄 10 g

镇惊醒脾散
【组成】钩藤 10 g 连翘 10 g 石菖蒲 15 g 茯神 10 g 白芍 10 g 川贝母 6 g 黄芩 10 g 栀子 10 g 鸡内金 6 g 党参 10 g 炒枣仁 10 g 龙骨 20 g 炒麦芽 10 g 炒神曲 10 g 炒山楂 10 g

黛蛤散
【组成】青黛 9 g 煅蛤粉 9 g

参考文献

[1] 王卫平.儿科学［M］.8版.北京：人民卫生出版社，2013.

[2] 金惠铭，王建枝.病理生理学［M］.7版.北京：人民卫生出版社，2010.

[3] 万朝敏.小儿急性发热的常见病因分析［J］.中国小儿急救医学，2009，16（1）：
    1-3.

[4] 徐保平，申昆玲，江载芳，等.744例儿童发热待查的临床分析［J］.中华儿科杂志，
    2000：38（9）：549.

[5] 万朝敏.中国0至5岁儿童病因不明的急性发热诊断处理指南（解读版）：发热
    的处理［J］.中国循证儿科杂志，2009，4（3）：306-309.

[6] 毛宇湘.仲景腹诊探微索隐［J］.环球中医药，2013，6（12）：914-915.

[7] 佘曼瑜，迟荣香，冯丽萍.小儿推拿退热的效果及作用时间研究［J］.中国实用医药，
    2012，34：223.

[8] 秦炯，王艺.热性惊厥诊断治疗与管理专家共识（2017实用版）［J］.中华实
    用儿科临床杂志，2017，32（18）：1 379-1 382.

[9] 薛辛东.儿科学［M］.北京：人民卫生出版社，2005.

[10] 江育仁，张奇文.实用中医儿科学［M］.2版.上海：上海科学技术出版社，
     2005.

[11] 汪受传.中医儿科学［M］.上海：上海科学技术出版社，2010.

[12] 王永钦.中医耳鼻咽喉口腔科学［M］.2版.北京：人民卫生出版社，2011.

[13] 胡连生，李凡成.中医耳鼻咽喉科学［M］.北京：中国中医药出版社，2004.

[14] 李凡成，徐邵勤.中西医结合耳鼻咽喉科学［M］.北京：人民卫生出版社，

2001.

［15］胡亚美，江载芳．诸福棠实用儿科学［M］．1版．北京：人民卫生出版社，2002.

［16］张保周．100例儿童结核胸片表现分析［J］．中华现代儿科学杂志，2005，2（8）：
737.